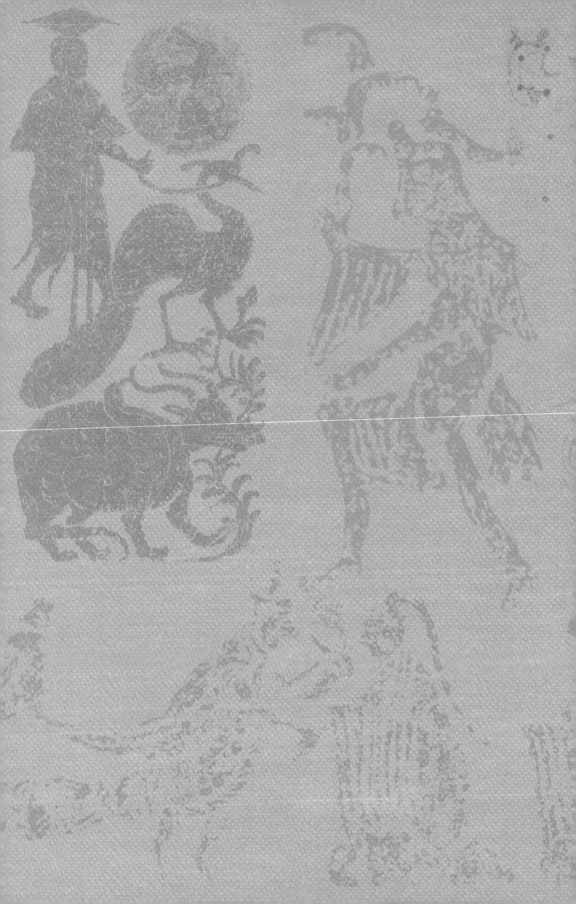

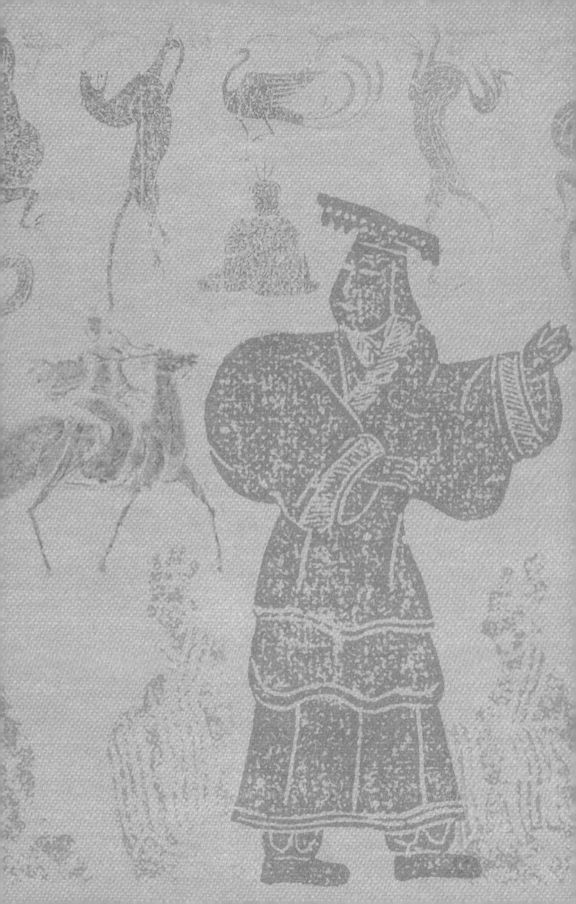

中国古医籍整理丛书

药 征 续 编

［日］村井椿　著

吴昌国　校注

中国中医药出版社

·北 京·

图书在版编目（CIP）数据

药征续编/（日）村井椿著；吴昌国校注．—北京：

中国中医药出版社，2016.12（2023.4重印）

（中国古医籍整理丛书）

ISBN 978 - 7 - 5132 - 3833 - 5

Ⅰ.①药…　Ⅱ.①村…　②吴…　Ⅲ.①本草 - 汇编 - 日本

Ⅳ.①R281.3

中国版本图书馆 CIP 数据核字（2016）第 282203 号

中国中医药出版社出版

北京经济技术开发区科创十三街 31 号院二区 8 号楼

邮政编码　100176

传真　010 - 64405721

廊坊市祥丰印刷有限公司印刷

各地新华书店经销

开本 710 × 1000　1/16　印张 8.5　字数 64 千字

2016 年 12 月第 1 版　2023 年 4 月第 2 次印刷

书号　ISBN 978 - 7 - 5132 - 3833 - 5

定价　25.00 元

网址　www.cptcm.com

服 务 热 线　010 - 64405510

购 书 热 线　010 - 89535836

维 权 打 假　010 - 64405753

微信服务号　zgzyycbs

微商城网址　https://kdt.im/LIdUGr

官 方 微 博　http://e.weibo.com/cptcm

天猫旗舰店网址　https://zgzyycbs.tmall.com

如有印装质量问题请与本社出版部联系（010 - 64405510）

国家中医药管理局
中医药古籍保护与利用能力建设项目
组织工作委员会

主 任 委 员 王国强

副 主 任 委 员 王志勇　李大宁

执 行 主 任 委 员 曹洪欣　苏钢强　王国辰　欧阳兵

执行副主任委员 李　昱　武　东　李秀明　张成博

委　　　　员

各省市项目组分管领导和主要专家

（山东省）武继彪　欧阳兵　张成博　贾青顺

（江苏省）吴勉华　周仲瑛　段金廒　胡　烈

（上海市）张怀琼　季　光　严世芸　段逸山

（福建省）阮诗玮　陈立典　李灿东　纪立金

（浙江省）徐伟伟　范永升　柴可群　盛增秀

（陕西省）黄立勋　呼　燕　魏少阳　苏荣彪

（河南省）夏祖昌　刘文第　韩新峰　许敬生

（辽宁省）杨关林　康廷国　石　岩　李德新

（四川省）杨殿兴　梁繁荣　余曙光　张　毅

各项目组负责人

王振国（山东省）　　王旭东（江苏省）　　张如青（上海市）

李灿东（福建省）　　陈勇毅（浙江省）　　焦振廉（陕西省）

蔡永敏（河南省）　　鞠宝兆（辽宁省）　　和中浚（四川省）

前　言

　　中医药古籍是传承中华优秀文化的重要载体，也是中医学传承数千年的知识宝库，凝聚着中华民族特有的精神价值、思维方法、生命理论和医疗经验，不仅对于传承中医学术具有重要的历史价值，更是现代中医药科技创新和学术进步的源头和根基。保护和利用好中医药古籍，是弘扬中国优秀传统文化、传承中医学术的必由之路，事关中医药事业发展全局。

　　1949 年以来，在政府的大力支持和推动下，开展了系统的中医药古籍整理研究。1958 年，国务院科学规划委员会古籍整理出版规划小组在北京成立，负责指导全国的古籍整理出版工作。1982 年，国务院古籍整理出版规划小组召开全国古籍整理出版规划会议，制定了《古籍整理出版规划（1982—1990）》，卫生部先后下达了两批 200 余种中医古籍整理任务，掀起了中医古籍整理研究的新高潮，对中医文化与学术的弘扬、传承和发展，发挥了极其重要的作用，产生了不可估量的深远影响。

　　2007 年《国务院办公厅关于进一步加强古籍保护工作的意见》明确提出进一步加强古籍整理、出版和研究利用，以及

"保护为主、抢救第一、合理利用、加强管理"的方针。2009年《国务院关于扶持和促进中医药事业发展的若干意见》指出，要"开展中医药古籍普查登记，建立综合信息数据库和珍贵古籍名录，加强整理、出版、研究和利用"。《中医药创新发展规划纲要（2006—2020）》强调继承与创新并重，推动中医药传承与创新发展。

2003～2010年，国家财政多次立项支持中国中医科学院开展针对性中医药古籍抢救保护工作，在中国中医科学院图书馆设立全国唯一的行业古籍保护中心，影印抢救濒危珍本、孤本中医古籍1640余种；整理发布《中国中医古籍总目》；遴选351种孤本收入《中医古籍孤本大全》影印出版；开展了海外中医古籍目录调研和孤本回归工作，收集了11个国家和2个地区137个图书馆的240余种书目，基本摸清流失海外的中医古籍现状，确定国内失传的中医药古籍共有220种，复制出版海外所藏中医药古籍133种。2010年，国家财政部、国家中医药管理局设立"中医药古籍保护与利用能力建设项目"，资助整理400余种中医药古籍，并着眼于加强中医药古籍保护和研究机构建设，培养中医古籍整理研究的后备人才，全面提高中医药古籍保护与利用能力。

在此，国家中医药管理局成立了中医药古籍保护和利用专家组和项目办公室，专家组负责项目指导、咨询、质量把关，项目办公室负责实施过程的统筹协调。专家组成员对古籍整理研究具有丰富的经验，有的专家从事古籍整理研究长达70余年，深知中医药古籍整理研究的重要性、艰巨性与复杂性，履行职责认真务实。专家组从书目确定、版本选择、点校、注释等各方面，为项目实施提供了强有力的专业指导。老一辈专家的学术水平和智慧，是项目成功的重要保证。项目承担单位山东中医药大学、南京中医药大学、上海中医药大学、福建中医药大学、浙江省中医药研究院、陕西省中医药研究院、河南省中医药研究院、辽宁中医药大学、成都中医药大学及所在省市中医药管理部门精心组织，充分发挥区域间互补协作的优势，并得到承担项目出版工作的中国中医药出版社大力配合，全面推进中医药古籍保护与利用网络体系的构建和人才队伍建设，使一批有志于中医学术传承与古籍整理工作的人才凝聚在一起，研究队伍日益壮大，研究水平不断提高。

本着"抢救、保护、发掘、利用"的理念，该项目重点选择近60年未曾出版的重要古医籍，综合考虑所选古籍的保护价值、学术价值和实用价值。400余种中医药古籍涵盖了医经、基础理论、诊法、伤寒金匮、温病、本草、方书、内科、外科、女科、儿科、伤科、眼科、咽喉口齿、针灸推拿、养生、医案医话医论、医史、临证综合等门类，跨越唐、宋、金元、明以迄清末。全部古籍均按照项目办公室组织完成的行业标准《中医古籍整理规范》及《中医药古籍整理细则》进行整理校注，绝大多数中医药古籍是第一次校注出版，一批孤本、稿本、抄本更是首次整理面世。对一些重要学术问题的研究成果，则集中收录于各书的"校注说明"或"校注后记"中。

"既出书又出人"是本项目追求的目标。近年来，中医药古籍整理工作形势严峻，老一辈逐渐退出，新一代普遍存在整理研究古籍的经验不足、专业思想不坚定等问题，使中医古籍整理面临人才流失严重、青黄不接的局面。通过本项目实施，搭建平台，完善机制，培养队伍，提升能力，经过近5年的建设，锻炼了一批优秀人才，老中青三代齐聚一堂，有效地稳定了研究队伍，为中医药古籍整理工作的开展和中医文化与学术的传承提供必备的知识和人才储备。

本项目的实施与《中国古医籍整理丛书》的出版，对于加强中医药古籍文献研究队伍建设、建立古籍研究平台，提高古籍整理水平均具有积极的推动作用，对弘扬我国优秀传统文化，推进中医药继承创新，进一步发挥中医药服务民众的养生保健与防病治病作用将产生深远影响。

第九届、第十届全国人大常委会副委员长许嘉璐先生，国家卫生计生委副主任、国家中医药管理局局长、中华中医药学会会长王国强先生，我国著名医史文献专家、中国中医科学院马继兴先生在百忙之中为丛书作序，我们深表敬意和感谢。

由于参与校注整理工作的人员较多，水平不一，诸多方面尚未臻完善，希望专家、读者不吝赐教。

国家中医药管理局中医药古籍保护与利用能力建设项目办公室
二〇一四年十二月

许 序

　　"中医"之名立，迄今不逾百年，所以冠以"中"字者，以别于"洋"与"西"也。慎思之，明辨之，斯名之出，无奈耳，或亦时人不甘泯没而特标其犹在之举也。

　　前此，祖传医术（今世方称为"学"）绵延数千载，救民无数；华夏屡遭时疫，皆仰之以度困厄。中华民族之未如印第安遭染殖民者所携疾病而族灭者，中医之功也。

　　医兴则国兴，国强则医强。百年运衰，岂但国土肢解，五千年文明亦不得全，非遭泯灭，即蒙冤扭曲。西方医学以其捷便速效，始则为传教之利器，继则以"科学"之冕畅行于中华。中医虽为内外所夹击，斥之为蒙昧，为伪医，然四亿同胞衣食不保，得获西医之益者甚寡，中医犹为人民之所赖。虽然，中国医学日益陵替，乃不可免，势使之然也。呜呼！覆巢之下安有完卵？

　　嗣后，国家新生，中医旋即得以重振，与西医并举，探寻结合之路。今也，中华诸多文化，自民俗、礼仪、工艺、戏曲、历史、文学，以至伦理、信仰，皆渐复起，中国医学之兴乃属必然。

迄今中医犹为国家医疗系统之辅，城市尤甚。何哉？盖一则西医赖声、光、电技术而于 20 世纪发展极速，中医则难见其进。二则国人惊羡西医之"立竿见影"，遂以为其事事胜于中医。然西医已自觉将入绝境：其若干医法正负效应相若，甚或负远逾于正；研究医理者，渐知人乃一整体，心、身非如中世纪所认定为二对立物，且人体亦非宇宙之中心，仅为其一小单位，与宇宙万象万物息息相关。认识至此，其已向中国医学之理念"靠拢"矣，虽彼未必知中国医学何如也。唯其不知中国医理何如，纯由其实践而有所悟，益以证中国之认识人体不为伪，亦不为玄虚。然国人知此趋向者，几人？

国医欲再现宋明清高峰，成国中主流医学，则一须继承，一须创新。继承则必深研原典，激清汰浊，复吸纳西医及我藏、蒙、维、回、苗、彝诸民族医术之精华；创新之道，在于今之科技，既用其器，亦参照其道，反思己之医理，审问之，笃行之，深化之，普及之，于普及中认知人体及环境古今之异，以建成当代国医理论。欲达于斯境，或需百年欤？予恐西医既已醒悟，若加力吸收中医精粹，促中医西医深度结合，形成 21 世纪之新医学，届时"制高点"将在何方？国人于此转折之机，能不忧虑而奋力乎？

予所谓深研之原典，非指一二习见之书、千古权威之作；就医界整体言之，所传所承自应为医籍之全部。盖后世名医所著，乃其秉诸前人所述，总结终生行医用药经验所得，自当已成今世、后世之要籍。

盛世修典，信然。盖典籍得修，方可言传言承。虽前此 50 余载已启医籍整理、出版之役，惜旋即中辍。阅 20 载再兴整理、出版之潮，世所罕见之要籍千余部陆续问世，洋洋大观。

今复有"中医药古籍保护与利用能力建设"之工程，集九省市专家，历经五载，董理出版自唐迄清医籍，都400余种，凡中医之基础医理、伤寒、温病及各科诊治、医案医话、推拿本草，俱涵盖之。

噫！璐既知此，能不胜其悦乎？汇集刻印医籍，自古有之，然孰与今世之盛且精也！自今而后，中国医家及患者，得览斯典，当于前人益敬而畏之矣。中华民族之屡经灾难而益蕃，乃至未来之永续，端赖之也，自今以往岂可不后出转精乎？典籍既蜂出矣，余则有望于来者。

谨序。

第九届、十届全国人大常委会副委员长

许嘉璐

二〇一四年冬

王 序

中医学是中华民族在长期生产生活实践中，在与疾病作斗争中逐步形成并不断丰富发展的医学科学，是中国古代科学的瑰宝，为中华民族的繁衍昌盛作出了巨大贡献，对世界文明进步产生了积极影响。时至今日，中医学作为我国医学的特色和重要医药卫生资源，与西医学相互补充、相互促进、协调发展，共同担负着维护和促进人民健康的任务，已成为我国医药卫生事业的重要特征和显著优势。

中医药古籍在存世的中华古籍中占有相当重要的比重，不仅是中医学术传承数千年最为重要的知识载体，也是中医为中华民族繁衍昌盛发挥重要作用的历史见证。中医药典籍不仅承载着中医的学术经验，而且蕴含着中华民族优秀的思想文化，凝聚着中华民族的聪明智慧，是祖先留给我们的宝贵物质财富和精神财富。加强对中医药古籍的保护与利用，既是中医学发展的需要，也是传承中华文化的迫切要求，更是历史赋予我们的责任。

2010 年，国家中医药管理局启动了中医药古籍保护与利用能力建设项目。这既是传承中医药的重要工程，也是弘扬优秀民族文化的重要举措，不仅能够全面推进中医药的有效继承和创新发展，为维护人民健康作出贡献，也能够彰显中华民族的璀璨文化，为实现中华民族伟大复兴的中国梦作出贡献。

相信这项工作一定能造福当今，嘉惠后世，福泽绵长。

国家卫生和计划生育委员会副主任

国家中医药管理局局长

中华中医药学会会长

王国强

二〇一四年十二月

马 序

新中国成立以来，党和国家高度重视中医药事业发展，重视古籍的保护、整理和研究工作。自 1958 年始，国务院先后成立了三届古籍整理出版规划小组，分别由齐燕铭、李一氓、匡亚明担任组长，主持制定了《整理和出版古籍十年规划（1962—1972）》《古籍整理出版规划（1982—1990）》《中国古籍整理出版十年规划和"八五"计划（1991—2000）》等，而第三次规划中医药古籍整理即纳入其中。1982 年 9 月，卫生部下发《1982—1990 年中医古籍整理出版规划》，1983 年 1 月，中医古籍整理出版办公室正式成立，保证了中医古籍整理出版规划的实施。2002 年 2 月，《国家古籍整理出版"十五"（2001—2005）重点规划》经新闻出版署和全国古籍整理出版规划领导小组批准，颁布实施。其后，又陆续制定了国家古籍整理出版"十一五"和"十二五"重点规划。国家财政多次立项支持中国中医科学院开展针对性中医药古籍抢救保护工作，文化部在中国中医科学院图书馆专门设立全国唯一的行业古籍保护中心，国家先后投入中医药古籍保护专项经费超过 3000 万元，影印抢救濒危珍、善、孤本中医古籍 1640 余种，开展了海外中医古籍目录调研和孤本回归工作。2010 年，国家财政部、国家中医药管理局安排国家公共卫生专项资金，设立了"中医药古籍保护与利用能力建设项目"，这是继 1982～1986 年第一批、第二批重要中医药古籍整理之后的又一次大规模古籍整理工程，重点整理新中国成立后未曾出版的重要古籍，目标是形成并普及规范的通行本、传世本。

为保证项目的顺利实施，项目组特别成立了专家组，承担咨询和技术指导，以及古籍出版之前的审定工作。专家组中的许多成员虽逾古稀之年，但老骥伏枥，孜孜不倦，不仅对项目进行宏观指导和质量把关，更重要的是通过古籍整理，以老带新，言传身教，培养一批中医药古籍整理研究的后备人才，促进了中医药古籍保护和研究机构建设，全面提升了我国中医药古籍保护与利用能力。

作为项目组顾问之一，我深感中医药古籍保护、抢救与整理工作的重要性和紧迫性，也深知传承中医药古籍整理经验任重而道远。令人欣慰的是，在项目实施过程中，我看到了老中青三代的紧密衔接，看到了大家的坚持和努力，看到了年轻一代的成长。相信中医药古籍整理工作的将来会越来越好，中医药学的发展会越来越好。

欣喜之余，以是为序。

中国中医科学院研究员

马继兴

二〇一四年十二月

校注说明

一、作者简介及成书年代

《药征续编》，日本江户时期医家村井椿撰。村井椿，字大年，号琴山。生于享保十八年（1733），卒于文化十二年（1815）。肥后（今熊本）人。先后师从古方派医家香川修庵、山胁东洋、吉益东洞。吉益东洞之子吉益猷为本书作序云：村井"笃信吾先考东洞翁，治旧疴，起废疾，名声振西海"。村井自己在"附言"中称，东洞先生曾对他说，众弟子虽数百人，有传方之人，而无传道之人，故寄希望于村井。

古方派大家吉益东洞著《药征》，阐述仲景学说，书未完而人先逝，于是村井承其精神，续其未竟，补其未逮，而成此书。

据原书附录之末款识记载，本书正文成于安永戊戌年（1778）。据《中国中医古籍总目》，本书最早版本为天明五年（1785）刻本。然而"附言"部分却是天明七年（1787）才写成。可见，本书经过了一个初成、补充过程，至1787年才臻于完全。

二、主要内容

全书共三卷。卷之上、卷之下为征药十品，后附"附录"一卷，论药78种。前所征药十品，乃仲景方常用之药，亦东洞与村井常用之药，故论证细致而深入；后所附药物78种，虽亦日常之物，而仲景方用之不多，在诸病治法上不占主导地位，但也不可或缺。又有"附言"，底本装订于卷之上前。"附言"

虽是后来写成，却集中反映了作者及其老师吉益东洞乃至整个日本古方派的主要学术思想。

三、版本研究及选择

经过查阅《中国中医古籍总目》、国内主要图书馆藏书目录及有关文献发现①上海中医药大学图书馆现存版本并非日本天明五年（1785）刻本，而是文化九年（1812）刻本。②中国医学科学院图书馆所藏宽政六年橘尾清刻本、北京大学图书馆所藏文化九年刻本，均已不见。③现存日本宽政八年（1796）刊本（藏于日本早稻田大学图书馆）、日本文化九年（1812）刻本（藏于北京大学图书馆）、1924年杭州三三医社铅印三三医书本（藏于中国中医科学院图书馆、南京图书馆等）、1936年世界书局铅印皇汉医学丛书本（藏于南京图书馆等）。本次整理，选择宽政八年本为底本，以三三医书本（以下简称三三本）、皇汉医学丛书本（以下简称皇汉本）为主校本，其他相关文献作参校。

四、校注细则

1. 原书为繁体竖排，现改为简体横排，并加现代标点。原书小字夹注为双行，现改为小字单行。

2. 凡底本引用他书，若虽有异文，而含义无变化，而底本文句完整者，不出校记；虽有差异而底本无误者，不改原文，出校说明；若影响语义者，改后出校。

3. 古字、异体字一律径改，不出注。部分中医专用异体字，视情形保留，不出注。通假字首见出注，部分中医习用而含义明确的通假字，不出注。难字、生僻字词于首见时出注。

4. 凡涉及医家人名、文献书名，冷僻者于首见时出注。

5. 原书序、附言十七则及每卷卷次之前均有"药征续编"四字，每卷卷次之下均有"肥后医人村井椿著"字样，今一并删去。

6. 根据正文编制新目录，原书总目及分卷目录均删去，凡原目录错误或遗漏，新编目录均据正文改正，不出注。

序

　　孔子曰：精义入神，以致用也①。医药之道，苟不精义，致用也难矣。其观象索本，知几②通变，非天下至精，孰能与于此哉？仲景氏出，方法悉备，其书虽存，而知意味者鲜矣！于是治疾之要，唯知随证，而不知观证之有法也。其论药能方验药功混为一，终不辨本性也。如斯而得入神，孰不为良医耶？村井大年，肥后③人也，笃信吾先考东洞④翁，治旧疴，起废疾，名声振西海。顷者集《药征》不载之药品，稽古征今，审其功能，作《药征续编》。大年之精斯道也，读此书而观其所论，则可知焉。

　　　　　　　　　　　　　　　　宽政丙辰⑤仲冬
　　　　　　　　　　　　　　平安⑥吉益猷修夫序

---

　　①　精义入神以致用也：语出《易经·系辞下》第五章。精思理义以至神妙，是为了实际应用。
　　②　几（jī 基）：微。
　　③　肥后：肥后藩，日本古地名，辖今熊本市。
　　④　东洞：吉益东洞（1702—1773），姓吉益，名为则，又名东洞，字公言。生于安艺广岛，为日本古方派祖师。主要著作有《类聚方》《方极》《药征》等。
　　⑤　宽政丙辰：1796 年。宽政，日本江户时代光格天皇之年号。
　　⑥　平安：日本古地名，即京都。

附言十七则①

一、仲景之方之有征也，药亦有征。东洞先师尝有药征之举，大行于海内，始开天下古今之人之眼目，非如后世诸家本草之书之墨墨②也。呜呼！天下古今，何其诸家本草之书之墨墨也？是实耳听之而目不视之者之言也，墨墨亦宜乎哉！故其书之夥③多也，虽汗牛充栋，亦何征之有？是其所以为墨墨也。

二、古者本草之书之出也，阴阳服饵之言也。陶弘景羽之镞之④，深入天下古今之医之肺腑，陶实为之矫⑤矢矣。夫晋唐以降之为医也，盖以二家之言，别立医之方法者也。故其为方法也，不之服饵家，则之阴阳家，又何医治之有。仲景之方法，于是乎亡，又何征之为？呜呼！药之有征也，二千年来，始有先师之举。呜呼！天下古今，别有其人乎？

三、晋唐以降之方之存也，有若《肘后方》，有若《千金方》，有若《外台秘要》。其方垂数千，今欲取之，而征之于其法，无一可征之于其法之方。何其无一可征之于其法之方耶？无药之可征之于其证之方也。无药之可征之于其证之方，则无方之可对之于其证之法也。方之不对于其证也，病何以治哉。苟施其方而谓之治者，非偶中则病自愈之时，与毒自静之时也。

---

① 附言十七则：此部分内容，皇汉本订在附录卷之后，三三本订在卷上之后。

② 墨墨：不明白貌。

③ 夥（huǒ 火）：多。

④ 羽之镞之：为箭杆插上羽毛，装上箭头。镞，箭头。

⑤ 矫（jiǎo 较）：原作"犞"，据文义改。矫，把箭杆揉直。此喻强行改造。

医人其着眼于此，则疾医①之道，明明察察。

四、王叔和尝撰次仲景之书云，未知其是否。盖所谓撰也者，撰择仲景之方法于己之臆度者也。所谓次也者，相次自家之方法于仲景之书者也。是《伤寒杂病论》之所以搀入附会也，隋唐之医之所以不能辨别分析焉也。葛洪之作《肘后方》也，孙思邈之著《千金方》也，王焘之辑《外台秘要》也，皆不知取之于仲景氏，而取之于叔和氏。《伤寒杂病论》之不显也，职②是之由。天下之为医者，知视仲景氏之方法于三子者之书，而未尝能知视仲景氏之真面目于《伤寒杂病论》，尚乎哉！至赵宋之时，藏一本于御府，天下之为医者，未尝能知有仲景氏之方法矣，故未尝能知仲景氏之为何等者。当此时天下之为医者，知仲景氏之言之一二有存焉，而未尝能知仲景氏之方法之全然有存焉，又未尝能知仲景氏之医之为古之疾医之遗矣。又当此时天下之为医者，别立医道于己之臆度，是汗牛充栋之书之所以起也。呜呼！当仲景氏之书之不显之时，而别立医道云者，则不得不取之于己之臆度矣。至开宝治平之际，而仲景氏之书之再出也，摹印雕版，颁行天下。于是天下之为医者，虽知有仲景氏之方法，视仲景氏之书，亦犹己之臆度之医道矣。我今于林之校正，成之注解乎见之，于是仲景氏之方法之与赵宋氏之医道者混淆焉，泾渭不分，淄渑不辨③，遂至今之医流矣。

五、圣人既没，大道乖矣。七十子④已死，大道裂矣。当春

---

① 疾医：吉益东洞认为医学有疾医、阴阳医与仙家医三个流派，而以扁鹊、仲景所行疾医之道最为正宗。

② 职：主要。

③ 淄渑不辨：淄水和渑水，皆在今山东省。相传二水味各不同，混合之则难以辨别。

④ 七十子：孔子门徒七十二贤人，概称"七十子"。

秋战国之际，圣人之大道，与天下国家，共分崩离析矣，岂得不命与数矣乎。呜呼！圣人之大道犹且然，况于小道医之为术乎。世之无圣人也久矣，我无所取于正矣。呜呼！我不能取正于圣人之道，则我其不可不取征于圣人之言。苟不取征于圣人之言，则言皆不得不取之于己之臆度。事亦然。于是乎圣人之道将坠于地矣。医之为道亦然，苟不取征于仲景氏之言，则言皆不得不取之于己之臆度。事亦然。夫言也者，法也；事也者，方也；《素问》《九灵》之说，医也理也；《本草》之说，治也妄也。妄之与理，君子不依。故彼书之说医也，其谓之存炎黄氏之遗于十之一二则可也，谓之炎黄氏之道则惑也。故如彼书，又无有方法之可言，则后世之有方法也，苟不取之于妄之与惑，则不得不取之于己之臆度矣。仲景氏没后，天下古今之为医者，滔滔皆是。所谓晋后之医者，伪统乎哉？故先师独取征于仲景氏之方法，以开二千年来眼目者也。呜呼！《药征》之为书，不亦伟乎。

六、先师者，非文儒之徒也。故其著书也，不为修辞，不为文章，其意唯在于辨古人之妄，释今人之惑而已，故言皆系于事实。先师尝谓，参互而考之，次之以古今误其药功者，引古训而辨之。是以先师之为《药征》也，仲景之方，取征于仲景之法；仲景之法，取征于仲景之药。方法之与药，无一所违戾者。余故曰：言皆系于事实，何其修辞文章之为？世医之诋斥先师也，以文章修辞者抑末①。今余之于此编亦然。余也性实拙于文辞，取笑于大方，亦所不辞也。

七、余之为医也，陋且拙也，岂足奉东洞先师之教，以修

---

① 抑末：小事，不重要。

仲景氏之术乎？虽然余也从事斯方三十有余年于兹矣。余之为医也陋且拙，亦岂无所不熟十之一二乎哉。余也自尝修仲景氏之术，不加减于方，不出入于药，唯随其证而治之耳。呜呼！余之为医也，陋且拙，亦岂无所不愈十之一二乎哉。如余但奉先师之教，以建方之极①，取药之征者也。故今所征于此之药者，是皆所征于日用之病者也。夫今之为医者不然，不自惮之甚，妄意加减于方，出入于药，宁知方法之有规则乎哉？是余之所畏也。

八、东洞先师常用所征本编②之药，凡五十有三品。余亦于此品而所以征之，得其征者也，无复异论矣。先师之言，至矣尽矣，吾岂有所容喙③哉。今此编所载十品，附录七十有八品。十品者常用之物，而本编所不载也。是乃余之常用所征，而所得其功效者也，是所以私窃补先师之遗也。又未尝取之于己之臆度，而所以征之于日用之事实，试之于日用之证候者也。呜呼！如此数品，先师岂有所不征乎？盖未终之而没者也。噫，可惜乎哉！余之补之，有所大惮于先师者。世之君子，其谓之何哉。虽然，余也其不言之，孰又言之？余也死矣，此言已矣。呜呼，余之补之，唯不免狗尾续貂之诮是惧。

九、续编十品，先师日用所施之物也，本编不载其功之与征者何也？是前所谓盖未终之而没者也。惟蜀漆之助牡蛎、龙骨而治动之剧也，蜜之缓诸病之急而助诸药之毒也，是余之所常试，而古今医人所未尝言及者也。余之执斯方，三十年之尚矣，岂无一二之所得矣乎？明者其试诸。

---

① 极：标准、规范。
② 本编：指吉益东洞原作《药征》。
③ 容喙（huì 会）：在别人讲话时插嘴。

十、蠮之为虫，我邦未产此物。二十年前，余再游于先师之门，先师出一头示余。余又得一二于直海①元周之所，余遂赠之先师，先师喜而藏之。然则先师未尝得试蠮虫之功效矣。尔后余多得之，于是余先试之内人②之病，而有效焉；后又试之于他人之病，而有效焉。此时先师既没。噫，我邦试蠮虫之功者，余于先师之门，为之先登，故今著之。

十一、粉之为物，赵宋以来，未尝得其的实之品，故医者误治甘草粉蜜汤证者，不为不少。余今订之诸书，而始得其真物，又始得治其证矣。

十二、白醆③酒之治胸痹之病也。唐宋以后，诸书所不载也。余又订之，而得其造酿之法矣。胸痹之病，其自此有治乎哉。

十三、先师尝谓余曰：吾自唱④古疾医之道数十年于今矣，游我门之士，不下数百人。虽然有传方之人，而无传道之人也。吾子其勉旃⑤。余自辞先师，二十年于兹矣。余尝知受业于东洞之塾者，亦不下数十人，余又见其人，无一人不口⑥先师之医者，然未尝闻有得先师本旨者。若有其人，亦或有专长于下剂者；或有纯执家塾方者；或有二三执仲景之方，七八取唐宋之方者；或有取己之臆，负东洞之教者；或有学无其力，业无其术，称古今并执者。其次者，或有一端，称奉东洞之教，终行后世之方者；或有谓东洞之教，偏于古而不知今者；或有谓

① 直海：日本姓氏。
② 内人：泛指妻妾。
③ 醆（zài 再）：古代的一种酒。
④ 唱：同"倡"。
⑤ 旃（zhān 占）：文言助词，相当于"之焉"二字之合读。
⑥ 口：谈论、称赞之义。

东洞之术，便于痼疾，而不宜于平病者。如此抑末，不足以挂以齿牙矣。夫以我藩推之海内皆是矣乎。以余之所见推之，余之所未见亦然矣乎。是余之所长大息①也。要之，是皆虽曰奉东洞之教，亦不能实读仲景之书者也，可胜叹哉！呜呼，仲景之方法者，执之知之，则不能不为之。不能不为之者，知之者也；不能为之者，不知之者也。先师没后，仲景氏之方法熄矣。是余之所以勤勉劳劬②者也。

十四、仲景之书者，古之疾医之遗也，天下古今，知之者鲜矣。其不知之，故人人有异说。或有以《素》《灵》解仲景之书者，或有以晋唐医学说仲景之书者，近世或有以名与数解仲景之书者，或有取己之臆辨仲景之书者。要之，是又不知仲景真面目者也。苟欲知仲景真面目，请在达于仲景方法，而后施之于今日日用事实而已矣。

十五、余尝为门徒讲《伤寒论》，听者百余人。余之讲《伤寒论》也，一一取征于仲景之规则，一一取征于仲景之方，一一取征于仲景之法，一一取征于六经史子，一一取征于两汉以上之书，一一取征于某书某篇某人某言以示其事实。余于是谓门徒曰：仲景氏方法者，古之疾医之遗也。苟不经圣人制作之手，安能有此方法乎哉？故其道也正，其方也正，其法也正，其术也正，无所不正者。其不正者有之，此为后人搀入。今之为医者不然，不知执仲景氏之方法之正，不知学仲景氏之治术之正，此反正之徒也。今其取反正之方法治术，以奉此于君之与亲者，不忠之臣也，不孝之子也。噫！己不啻③不忠不孝，而

① 大息：即太息。大声长叹。
② 劬（qú 渠）：勤劳。
③ 啻（chì 赤）：仅，只。

使人之臣子不忠不孝者，其谓之何哉！医者其思诸。

十六、先师之作《药征》也，改稿凡七。余尝得宝历①之本是也。二十年前斋②游于京师，因请正于先师。先师谓余曰：此本实属草稿，为门人所窃去者也。正本今在于纪州③。虽然是亦余之所草也。吾子宜见大体，岂在于文字章句之间乎哉。携而西归。后又得安永之本，修夫氏定正之本也。余又别有定本，以余之所闻于先师订之。天明④五年乙巳之夏，京师有上木之役⑤，余之定本，不敢出之。

十七、续编及附录，定正考索，十易裘葛⑥，安永戊戌初夏，始脱其稿。虽不能得先师订正，亦因剞劂氏⑦之请，遂谋上梓之事，刻成其后也悔矣。

天明七年丁未初冬十二日

村井椿大年识

---

① 宝历：日本年号，1751～1764 年。

② 斋：庄重、恭敬。

③ 纪州：日本古地名纪州藩，即今和歌山市。

④ 天明：日本年号，1781～1788 年。

⑤ 上木之役：查日本战史未见，具体事例不详，待考。

⑥ 十易裘葛：犹言十易寒暑。冬寒则着裘皮，夏热则穿葛布，故云。

⑦ 剞劂（jījué 基绝）氏：刻印书籍者，出版人。

目 录

卷之上

赤石脂 ……………… 一

栝楼根 ……………… 三

蜀漆 ………………… 五

生姜 ………………… 八

卷之下

桃仁 ………………… 一八

巴豆 ………………… 二三

蜜 …………………… 二六

䗪虫 ………………… 三〇

虻虫 ………………… 三五

阿胶 ………………… 三六

附 录

粳米 ………………… 四一

小麦 ………………… 四三

大麦 ………………… 四四

粉 …………………… 四四

赤小豆 ……………… 四七

胶饴 ………………… 四七

酒 …………………… 四七

醇酒 ………………… 四八

清酒 ………………… 四八

法醋 ………………… 四八

苦酒 ………………… 四九

美酒醯 ……………… 四九

白酒 ………………… 五〇

浆水 ………………… 五三

清浆水 ……………… 五三

白饮 ………………… 五四

饮 …………………… 五五

暖水 ………………… 五五

沸汤 ………………… 五六

麻沸汤 ……………… 五六

鸡子白 ……………… 五六

鸡子黄 ……………… 五六

鸡屎白 ……………… 五七

马通汁 ……………… 五七

猪膏 ………………… 五七

猪脂 ………………… 五七

猪肤 ………………… 五八

猪胆 ………………… 五八

獭肝 ………………… 五八

羊胆 ………………… 五八

羊肉 ………………… 五九　　葱白 ………………… 七〇

蜘蛛 ………………… 五九　　败酱 ………………… 七〇

蛴螬 ………………… 五九　　瓜子 ………………… 七〇

白鱼 ………………… 六〇　　瓜瓣 ………………… 七〇

衣中白鱼 …………… 六一　　莞花 ………………… 七〇

文蛤 ………………… 六三　　瞿麦 ………………… 七一

雄黄 ………………… 六三　　薯蓣 ………………… 七一

矾石 ………………… 六四　　商陆 ………………… 七一

戎盐 ………………… 六四　　海藻 ………………… 七一

云母 ………………… 六五　　葵子 ………………… 七一

禹余粮 ……………… 六五　　干漆 ………………… 七一

代赭石 ……………… 六五　　皂荚 ………………… 七一

真朱 ………………… 六六　　蜀椒 ………………… 七二

黄丹 ………………… 六六　　椒目 ………………… 七二

白粉 ………………… 六六　　乌梅 ………………… 七二

黄土 ………………… 六七　　秦皮 ………………… 七二

苦参 ………………… 六七　　檗皮 ………………… 七二

狼牙 ………………… 六七　　山茱萸 ……………… 七二

蒲灰 ………………… 六七　　柏叶 ………………… 七二

苇茎 ………………… 六八　　竹叶 ………………… 七三

知母 ………………… 六八　　竹茹 ………………… 七三

麦门冬 ……………… 六八　　乱发 ………………… 七三

蛇床子 ……………… 六九　　人尿 ………………… 七三

麻子仁 ……………… 六九

土瓜根 ……………… 六九　　校注后记 …………… 七七

干苏叶 ……………… 六九

卷之上

赤石脂

主治水毒下利，故兼治便脓血。

考 征

桃花汤证曰：下利便脓血。

赤石脂禹余粮汤证曰：下利不止。

上二方，赤石脂各一斤。

乌头赤石脂丸，证不具①。

上一方，赤石脂一两。

据此三方，则赤石脂治水毒下利不止、便脓血明矣。

互 考

赤石脂配干姜，则治腹痛下利。若无腹痛，则不配干姜。

乌头赤石脂丸，证不具，但云治心痛彻背、背痛彻心者。虽然此方岂惟治心背彻痛乎？后世误载之《金匮要略·心痛病》篇内，故世医皆以为但治心痛之方也。

椿按：此方本当在《六经病》篇内某证条下，而治心痛彻痛、背痛彻心者矣。今详前后之条，及病证方法，盖厥阴病蛔厥，心痛彻背、背痛彻心、下利恶寒者主之。当

① 不具：不详备，省略。

是同甘草粉蜜汤、大建中汤等，在乌梅丸之前后矣。《外台秘要·第七》，心背彻痛方内曰：仲景《伤寒论》心痛彻背、背痛彻心，乌头赤石脂丸主之。小注云：出第十五卷中。然则是本《伤寒论》厥阴病篇内方，而必有前后之证存矣。何以言之？则蜀椒治蛔厥，干姜治下利腹痛，乌头、附子并治四肢厥逆，赤石脂惟治下利。由此观之，此方岂惟治心背彻痛乎？余尝疑乌梅能治蛔，故蛔厥心痛彻背、背痛彻心，则此方不可无乌梅矣。然则乌头是乌梅之误矣乎。凡仲景之方，无乌头、附子并用者，则益知乌头是乌梅之误矣。

椿又按：《外台秘要·第七》久心痛方内，有范汪疗久心痛方，又名乌头赤石脂丸，方内有桂心，桂心即桂枝，唐方皆以桂枝为桂心。无附子，此为异耳。或疑附子是桂枝之误矣乎？桂枝能治上冲而厥者，乌头、附子，本同物同功，并存以俟明者试效而已。

桃花汤方曰：赤石脂一斤，一半全用，一半筛末，是分赤石脂一斤以为各半斤；干姜一两，粳米一升。以水七升，煮米令熟，去滓，取七合。又取半斤赤石脂末，内方寸匕，温服；一日三服。后内赤石脂末方寸匕者，未知何故也，宜随仲景之法施之。《外台秘要》引崔氏方、阮氏桃花汤分两法，则与此不同，可考。

品　考

赤石脂，理腻，粘舌缀唇，鲜红桃花色者，为上品，近年佐渡州①所产者是也。凡方有桃花名者，以有赤石脂也。又有桃花丸，皆即此物耳。

栝楼根

主治渴。

考 征

柴胡桂枝干姜汤证曰：渴而不呕。

小柴胡去半夏加栝楼汤证曰：发渴者。

上二方，栝楼根各四两。

栝楼桂枝汤，证不具。

栝楼瞿麦丸证曰：其人若渴。

上二方，栝楼根各二两。

栝楼牡蛎散证曰：渴不瘥者。

牡蛎泽泻散，证不具。

上二方，栝楼根诸药等分。

据此诸方，则栝楼根治渴明矣。凡渴有二证；烦渴者，石膏主之；但渴者，栝楼根主之。是宜分别而治之。

按：栝楼根者，盖兼治口中燥渴及黏者。然是非栝楼根一味之主治也，合用而后见其妙。要宜考之于柴胡桂枝干姜汤、栝楼桂枝汤二方。

---

① 佐渡州：日本本州以西日本海中岛屿，东距新潟市约 45 公里，古称佐渡国，现属新潟县。

互 考

栝楼桂枝汤，证不具。然太阳病其证备云，则是全备桂枝汤证之谓也。但身体强①几几然云者，岂独栝楼根所主乎？几几然，是项背强急之状也。故桂枝加葛根汤证曰：项背强几几；葛根汤证曰：项背强，几几然。则几几然，是为葛根之证明矣。余故曰：此方盖于桂枝加葛根汤方内，加栝楼根二两，煮法水率②亦皆依桂枝加葛根汤法，而不依桂枝汤法也。岂不其征乎？然则益知此方者，是桂枝加葛根汤证全备而渴者主之。《类聚方》不载此方水率煮法者，误也。

牡蛎泽泻散，证不具。此方七味等分之剂，而不知何以为主药也。然今此谓大病瘥后，从腰以下有水气，则必有渴证明矣，故有栝楼根也。

辨 误

《尔雅》曰：果蓏③之实栝楼。郭璞曰：今齐人呼之为天瓜。李巡曰：栝楼，子名也。据此说，则根名果蓏，子名栝楼。凡仲景之方，栝楼桂枝汤、栝楼瞿麦丸、柴胡去半夏加栝楼汤，及牡蛎泽泻散、柴胡桂枝干姜汤二方内，栝楼皆当作果蓏。若作栝楼，则当须加根字。不然，与子相混，不可不改焉。又小陷胸汤、瓜蒌薤白白酒汤、

---

①　强（jiàng 降）：僵硬。凡云项背等处强急疼痛、活动不利者皆同。

②　水率：日本古医书专用词语，大意指汤药煎煮的用水方法。

③　果蓏（luǒ 裸）：栝楼的古称。《诗·豳风·东山》："果蓏之实，亦施於宇。"郑玄注："果蓏，栝楼也。"

瓜蒌薤白半夏汤、枳实薤白桂枝汤方内，瓜蒌实皆当作栝楼也，实字当削之。李时珍曰[①]：栝楼即果蠃，二字音转也。亦作菰蒌，后人又转为瓜蒌，愈转愈失其真矣。时珍之说非也，栝楼决非果蠃音转也。《尔雅》岂以音转注之乎？瓜蒌菰蒌，后世假栝楼之音者也。菰蒌本见《灵枢经》，盖俗字误见于经，后人所作乎。栝楼非果蠃之音转可知矣。

品 考

栝楼二品，一其色赤，一其色黄，但其根不异，通用而可也。雷敩[②]曰，圆者为栝，长者为楼，亦属牵强。今药肆所有者，土瓜根混卖，不可不择也。盖土瓜根，短如甘薯，味苦。天瓜长如薯蓣，最大，味甘微苦，宜以此分别也。若无此物，则天花粉可权用。其色如雪，握之又作雪声，不贴银器者佳。

蜀 漆

主治胸腹及脐下动剧者，故兼治惊狂、火逆疟疾。

考 征

桂枝去芍药加蜀漆龙骨牡蛎救逆汤证曰：惊狂，起卧不安者。

牡蛎汤证曰：牡疟。

---

① 李时珍曰：以下引文出《本草纲目·第十八卷·栝蒌》。
② 雷敩（xiào 效）：南朝著名药物学家，著《雷公炮炙论》三卷。

上二方，蜀漆各三两。

牡蛎泽泻散，证不具。

蜀漆散证曰：牡疟多寒者。

上二方，蜀漆诸药等分。

据此诸方，则蜀漆之为功，古来未尝谓治动矣。然疟疾，及惊狂火逆诸证，必有胸腹脐下动剧者。故见其有动者而用之，则诸证无不治者。然则蜀漆者，治胸腹及脐下动剧者明矣。

互　考

牡蛎汤服法曰：吐则勿更服。今疟疾有喘鸣急迫，或自汗，或不汗，胸腹动剧者，服之，则其人必吐水数升，而无其证不愈者。若有不吐者，则其证不愈也。由此观之，蜀漆能吐水毒，动是水毒明矣。当知疟之为病，亦水毒之所为矣。虽然此方岂惟治疟疾乎？凡病人喘鸣迫塞，或自汗，或不汗，胸腹动剧，皆此方能治之。往来寒热，发作有时，所以不预也。晋唐以来，世医之见仲景之方也，皆以为惟治伤寒矣。故如彼葛洪、孙思邈、王焘、许叔微之书，皆知备仲景之方于伤寒门，而未尝知治万病矣。殊不知仲景本取治万病之方，以治伤寒矣。降至赵宋之时，有《金匮要略》之书。当时如王洙①，得仲景治伤寒中杂病证之方于蠹简之中，而后各分其门，以为一书。

---

① 王洙（zhū 朱）：字原叔，应天宋城（今河南商丘）人。尝任翰林学士。于馆阁时偶然发现蠹简中有张仲景之《金匮玉函要略方》计三卷，后经宋朝诸臣校订而编成今之《金匮要略》，共二十篇传世。

世之为医者，遂称其书谓之《金匮玉函之方》。金匮之玉函之，盖尊重之至也。自此以往，世之为医者，又见某门之方，以为某方惟治某证，于是乎，如牡蛎汤、蜀漆散二方，亦置诸疟疾篇内，而徒知治疟疾，未尝知治余病矣。甚之束之高阁，而谓古方不宜今病，可胜叹哉！呜呼！仲景之方法之衰也，不独王叔和为之，彼葛、孙、王、许实为之，又医道之大罪人乎哉？

桂枝去芍药加蜀漆龙骨牡蛎救逆汤证曰：惊狂，起卧不安。

椿按：此证者，是外证也。凡仲景之为法，不独以外证治之，但并诊内外治之。故无胸腹及脐下动者，若虽有惊狂、起卧不安证，亦非此方所宜也。呜呼！是吾东洞翁千古卓识，吾侪①岂不奉此乎哉？

蜀漆散，证不具，但云牡疟。盖牡疟者，独寒不热。非无热也，多寒也。夫疟之为病，先其寒而后其热。虽然不可以寒热治疟，则岂无内候在乎？曰：必有脐下动剧矣。故仲景尝以龙骨主之，以蜀漆佐之，医者其察诸。

牡蛎泽泻散，证不具。然以仲景用牡蛎之方推之，则其证必有胸腹之动剧。苟有胸腹之动剧，则无有不加蜀漆之方。由此观之，盖此方治水肿、胸腹之动剧而渴者明矣。《方极》②可考，凡仲景之治动也，其活法有三：有

---

① 侪（chái 柴）：同辈。

② 方极：日本古医书，吉益为则（东洞）撰。举方194首，仅论其主治，不掺杂说，以为临证之准据。

胸腹之动,则以牡蛎治之;有脐下之动,则以龙骨治之;有胸腹脐下之动剧,则以蜀漆治之。此为仲景治动之三活法矣。故仲景之方,有以蜀漆配之牡蛎者,或有配之龙骨者,或有配之龙骨、牡蛎者,是又仲景用蜀漆之法也。本论不载此法者,盖属脱误。故晋唐以来,无有知蜀漆之功者。而诸病之有动者最多,则动之为病也,为诸病内候之主证,而最为难治矣。虽然二千年来,诸医之说诸家本草,何其不载龙骨、牡蛎、蜀漆之本功矣乎?或云牡蛎之咸消胸腹之满,或云龙骨、牡蛎收敛神气,或云蜀漆辛以散之,或云龙骨、牡蛎之涩以固之,未尝见言之及治动之功者,又未尝知动之为诸病内候之主证也。吾东洞翁,生于二千年之下,始知龙骨、牡蛎、蜀漆之功。其说详于本条之下,是诚二千年来不传之说,而翁独得其旨者,不亦伟乎?韩退之尝推尊孟子,以为功不在禹之下①。余以为翁之有功于我医,不在仲景之下矣,是非余之过论也。

品 考

蜀漆乃常山苗,其功与常山同。蜀漆无华舶来之物。常山者,华物为良,和产多伪品。若无蜀漆,则常山可以权用。本邦亦多产,医者或未知此物。

生 姜

主治呕,故兼治干呕、噎、哕逆。

---

① 韩退之……功不在禹之下:韩愈认为治理天下人心,比大禹治水更难,而孟子力排诸家,振兴儒学,其功当不在禹之下。

考 征

小半夏汤证曰：呕吐，谷不得下。

小半夏加茯苓汤证曰：卒呕吐。又曰：先渴后呕。

厚朴生姜半夏甘草人参汤，证不具。

橘皮汤证曰：干呕，哕。

橘皮竹茹汤证曰：哕逆。

橘皮枳实生姜汤，证不具。

以上六方，生姜各半斤。

生姜半夏汤，证不具。

上一方，生姜汁一升。

黄芪桂枝五物汤，证不具。

吴茱萸汤证曰：食谷欲呕。又曰：干呕。又曰：呕而胸满。

上二方，生姜各六两。

大柴胡汤证曰：呕不止。又曰：呕吐。

生姜甘草汤证曰：咳唾涎沫不止。

栀子生姜豉汤证曰：呕。

旋覆花代赭石汤证曰：噫气不除。

厚朴七物汤，证不具。

厚朴半夏汤，证不具。

当归生姜羊肉汤，证不具。

以上七方，生姜各五两。

茯苓泽泻汤证曰：吐而渴。

生姜泻心汤证曰：干噫食臭。

茯苓饮证曰：自吐出水。

以上三方，生姜各四两。

桂枝汤证曰：干呕凡桂枝汤出入诸方皆仿之。

真武汤证曰：呕。

黄芩加半夏生姜汤证曰：呕。

桂枝枳实生姜汤证曰：诸逆。

茯苓甘草汤，证不具

以上五方，生姜各三两。

干姜人参半夏丸证曰：呕吐不止。

上一方，生姜汁湖丸。

据此诸方，则生姜但治呕也。哕逆、噫气、干呕，或干噫食臭，皆呕吐轻证也。故如咳唾涎沫不止，似哕不哕，亦生姜所兼治也，岂不呕之余证乎？

互 考

凡仲景之方二百十余方，而其内用生姜之方，六十有余首；并用大枣之方，四十有七首。又其内生姜五两，兑大枣十二枚之方二首十二枚乃四两之例，若去核则为三两，兑十枚之方一首十枚乃三两八铢之例，兑十五枚之方一首十五枚乃五两之例。生姜六两，兑大枣十二枚之方一首。生姜四两，兑大枣十二枚之方一首。生姜一两，兑大枣十枚之方一首。生姜半斤，兑大枣三十枚之方一首三十枚者十两之例。如此数方，无不专取生姜、大枣之功者。又桂枝汤去加之方二十有六首，及越婢汤之方三首，葛根汤之方二首，小柴胡汤之方五首，文蛤汤、防己黄芪汤，以上十三①方，凡三十有九首，皆以生姜三两，兑大枣十二枚，虽他品加减之，亦至生姜、大枣无有变之者何也？其证不变故乎，又别有妙用乎？由此观之，姜与枣者，虽为日用饵食之物，亦仲景方内二味必相对者多，则盖似有调和之意。故后世谬仿之，方后必有谓姜、枣水煎者，虽似取仲景之法，亦未知其本功之所在也。殊不知生姜、大枣之于其证也，每方必有其所治之毒矣。宜以桂枝汤、小柴胡汤二方之证征之。若以日用饵食之物推之，则如粳米、赤小豆、大小麦、香豉、酒酢②、饴蜜、白截酒、薤、葱之类，其谓之何矣？椿以为如此诸品，亦或有所建单用之功者，或有所助诸药之毒者。余故曰，不可以日用饵食之物推之。然夫如姜与枣，亦别有大勇力者矣，宜以考证中诸方察之。夫孔子每食不撤姜③。曾晳常嗜羊枣④，亦不可以药中姜、枣见之。今以此为治病之材，则又有大攻毒之功。凡药材以饵食见之，则至桂枝究矣。古者姜、桂、枣、栗，以为燕食庶羞⑤之品，故《内则》⑥曰：枣、栗、姜、

---

① 十三：计上方数应为"十二"。

② 酢（cù 促）：同"醋"。

③ 孔子每食不撤姜：典出《论语·子罕第九》："不撤姜食，不多食。"

④ 曾晳常嗜羊枣：典出《孟子·尽心章》："曾晳嗜羊枣，而曾子不忍食羊枣。"曾晳，儒家"宗圣"曾参之父，亦为孔门七十二贤人之一。羊枣，一种小黑枣，又名"羊矢枣"。

⑤ 燕食庶羞：燕食，午餐和晚餐。郑玄注《周礼》："燕食，谓日中与夕食。"庶羞，多种美味。羞，同"馐"。

⑥ 内则：即《礼记·内则》。

桂。《吕览》① 有言：和之美者，阳朴之姜，招摇之桂②。是乃古人所常食之物也，又何毒之有？虽然良医橐③而药之，则虽谷肉果菜，亦皆为治病良材，而无有所不驱除其病毒者。东洞翁有言曰：药之为毒，毒即能，能即毒。知言哉！夫生姜之治呕也，犹桂枝之治上冲，大枣之治拘挛矣。当此时，岂以日用饵食之物论之乎？是以至大枣、生姜相兑之方，则又有所合治之功也。如其量法多少，则其功用，亦有所不同者也。《集验方》《外台秘要》所引疗肺痿，有生姜五两、甘草二两、大枣十二枚之方。《古今录验》同上疗上气，有甘草三两、桂枝四两、生姜一斤之方。由是观之，桂枝与姜、枣，岂以日用饵食之物论之乎？况又于其单用独立之方乎？医者其详诸。

厚朴生姜半夏甘草人参汤，证不具，但云发汗后腹胀满者主之。胀满，是厚朴之所主也。今其生姜为半斤、半夏为半升，岂无呕吐兼发之证矣乎？《方极》《类聚方》④可并考。

桂枝枳实生姜汤证曰：心中痞，诸逆，心悬痛。东洞翁曰：痞下疑脱满字⑤。今因此说，则心中痞满者，是枳

---

① 吕览：即《吕氏春秋》，为战国时秦相吕不韦召集诸门客集体编纂而成。

② 和之美者……招摇之桂：语出《吕氏春秋·孝行览第二》。调料中的美味，有阳朴出的生姜和招摇产的肉桂。

③ 橐（tuó 驮）：口袋。

④ 类聚方：日本古医书，吉益为则（东洞）撰。

⑤ 痞下疑脱满字：语出《类聚方·桂枝枳实生姜汤》，原文作"痞下脱满字耶"。

实之所主。而诸逆者，盖上逆、吐逆、呕逆之谓也。上逆者，桂枝之所治也。吐逆、呕逆者，生姜之所治也。

橘皮枳实生姜汤，证不具。

椿按：此方盖橘皮之证多，故为一斤；枳实之证少，故为三两。今加生姜半斤者，岂无有呕证多矣乎哉？故此方呕证不具者，盖属阙文。宜以诸汤加生姜半斤之方推知之。

黄芪桂枝五物汤，证不具。此方本于桂枝加黄芪汤，方内加黄芪一两，足前成三两，生姜三两，足前成六两，而去甘草二两，但煮法水率不同耳。故东洞翁曰：桂枝加黄芪汤证，而呕不急迫者主之，是所以生姜之为六两也。

厚朴七物汤，证不具。此方虽生姜、大枣相兑，亦生姜多于大枣，则岂得无呕证不具乎？故东洞翁曰：此方于厚朴三物汤、桂枝去芍药汤二方内，更加生姜二两，足前成五两，盖二方证而呕者主之①。

半夏厚朴汤证曰：妇人咽中如有炙脔。岂因有此一证，而得用此方乎？今依《千金方》，则作治胸满心下坚按《千金方》及《翼》②硬字皆作坚，此坚字亦硬字也，咽中帖帖③，如有炙肉脔，吐之不出，咽之不下。是吐之不出，

---

① 此方于厚朴三物汤……呕者主之：语出《类聚方·厚朴七物汤》，原文作"此方合厚朴三物桂枝汤去芍药汤而加生姜二两也。由是观之，当有二方之证而上逆呕证。"

② 翼：指《千金翼方》。

③ 帖帖：如有物贴附貌。

咽之不下，似有呕逆之状，故有生姜五两，半夏一升。此方岂惟妇人之治耶？虽男子亦有此证，则宜施之。

当归生姜羊肉汤，证不具。此方未试之，故今略之。

茯苓甘草汤，证不具。

椿按：此方之证，以有茯苓、生姜各三两观之，则有悸无呕者，盖属脱误也。故东洞翁曰：当有冲逆而呕证①。余曰：心下悸、上冲而呕者，此方主之。屡试屡验。

生姜半夏汤证曰：病人胸中似喘不喘，似呕不呕，似哕不哕，彻心中愦愦然无奈。

椿按：是疑非此方全证。何则？生姜、半夏之为功，本惟治呕吐，然今于此方，何其谓似呕不呕乎？若其然，则似无生姜、半夏之所治之证矣。由是观之，似呕不呕四字，盖属衍文，而有呕吐之证不具可知矣。虽然似喘不喘、似哕不哕者，似有呕吐兼发之证，故今煮半夏半升，以内生姜汁一升者，是欲大取生姜之功也。余故曰，半夏能治呕吐兼发者，生姜能治但呕者，又能治呕多吐少者。故方内有生姜、半夏并用者，则必谓呕吐，或谓卒呕吐，或谓呕吐不止。若有生姜而无半夏，则谓但呕，或谓干呕，或谓干呕哕，或谓哕逆，或谓食谷欲呕，或谓呕而胸满，或谓诸逆，是可以征焉。然则此方治呕吐兼发者明矣。故法曰：呕止停后服。岂其谓似呕不呕而后谓呕止停后服可乎？

---

① 当有冲逆而呕证：语出《类聚方·茯苓甘草汤》，原文"而呕"作"呕吐"。

茯苓泽泻汤方：生姜四两。但云胃反，吐而渴欲饮水者。今有吐而无呕者，盖属脱误。因屡试此方，若施无呕者，则未尝见奏其效者。若施之吐后，但呕而渴者，则其效之速也，如桴鼓相应然。由此观之，此方能治病人胃反，呕而渴欲饮水者。夫胃反者，吐食也。然则此胃反吐之吐字，盖呕字之误可知矣。不然，属重复。若作呕字，则其义始稳当，其证亦可谓具而已。按呕吐者，是水毒之上逆者也。桂枝能下其上逆，生姜能止其呕，泽泻、术、茯苓能泻之小便，甘草能缓其呕之急迫者，益知此方之下脱呕证明矣。《类聚方》可并考。

生姜泻心汤方，有半夏半升、生姜四两，而无呕吐证者何？曰：干噫食臭，是乃呕之轻证也。然今有半夏、生姜，而无呕吐兼发证者何？曰：然此方于半夏泻心汤方内减干姜二两，加生姜四两，岂无呕吐兼发证乎？夫半夏泻心汤之为方，治呕而肠鸣、心下痞硬者。既于本方谓呕而肠鸣，故今于此方而不重举呕证者，欲使人思得之也。仲景之方，多此类也，然则此方略呕证，而脱吐证者欤。

茯苓饮证曰：自吐出水。方曰：生姜四两。然则此方，岂但吐出宿水乎？必有呕证明矣。

辨　误

凡生姜之功，详于诸家本草。虽然其说非疾医之义，盖服饵家腐谈而误世者不为不少矣。曰姜久服通神明；曰姜要热则去皮，要冷则留皮；曰姜制半夏、厚朴之毒；曰生姜屑、生干姜、生姜，分别用之；曰姜能强御百邪。以上诸说，非疾医之义，奚俟①余之言哉。呜呼！如食之通神明之说，则出于伪书《本草经》②，朱子尝取此说以注《论语》。余虽未知其是否，何其说之迂也？陈藏器③去皮留皮之言，彼岂知生姜之功，在一根之中矣乎？又至如彼生姜制半夏、厚朴之毒之说，一何盲昧之至于此乎？若夫生姜制半夏之毒，则仲景何用生姜半夏汤、小半夏汤乎？若夫生姜制厚朴之毒，则仲景何用厚朴生姜半夏人参甘草汤、厚朴半夏汤乎？苟如李杲之言，半夏、厚朴实为钝物，又与不用同焉。夫仲景之用生姜与半夏、厚朴也，同取其毒之用耳，又何制之为？况生姜能强御百邪之言，则时珍误裁断王安石姜能强我者也、于毒邪臭腥寒热皆足以御之之说，而惟云强御百邪，于义不通。安石之说，犹且牵强，而况于时珍之言乎？是大惑后人，不可从焉。孙思邈曰：姜为呕家圣药。陶弘景尝谓：不撤姜食，不多食。言可常食，但不可多尔，有病者是所宜矣。二子之言为得焉。

品 考

生姜宿根，谓之老姜者为良。霜后采之，水洗尘土，

---

① 奚俟：何待。

② 伪书本草经：指《神农本草经》。称其为伪书，是日本古方派的观点。

③ 陈藏器：唐代四明（今浙江宁波）人，开元间为京兆府三原（今属陕西）县尉。精研医学，撰《本草拾遗》10卷。

不必去皮，惟锉用。本邦医家用生姜也，徒托之病家妇女子手，而未尝问其生新否。乃云生姜一片，水煎。若依医人之言，则生姜者，是徒加之具耳，岂为治病之材乎哉？医者其宜择生新者，取其效已。

卷之下

桃 仁

主治瘀血，少腹满痛，故兼治肠痈，及妇人经水不利。

考 征

桃仁承气汤证曰：少腹急结。

大黄牡丹皮汤证曰：少腹肿痞。

苇茎汤，证不具。

上三方，桃仁各五十枚。

下瘀血汤证曰：产妇腹痛。又曰：经水不利。

上一方，桃仁三十枚。

大䗪虫丸证曰：腹满。

上一方，桃仁一升。

抵当丸证曰：少腹满。

上一方，桃仁二十五枚。

抵当汤证曰：少腹当硬满。又曰：妇人经水不利下。

上一方，桃仁二十枚。

桂枝茯苓丸，证不具。

上一方，桃仁诸药等分。

据此诸方，则桃仁主治瘀血急结、少腹满痛明矣。凡毒结于少腹，则小便不利，或如淋。其如此者，后必有脓自下。或泻血者，或妇人经水不利者，是又脐下久瘀血之所致也。

互 考

桃仁承气汤证曰：热结膀胱，其人如狂，血自下，下者愈。此似无医治所预也，岂非自愈之证乎？虽然热结膀胱，其人如狂者，虽其血自下，亦是少腹急结证也。若或有前证，而血不自下，少腹急结者，亦宜与此方攻之。犹产后血不自下，瘀热上冲，少腹急结者。夫急结者，必满痛，是桃仁五十枚所主也。故云：服汤已，其血必自下，大便微利则愈。然则桃仁治少腹急结满痛明矣。后世医者，未见其血自下，而但见少腹急结，以为热结膀胱，岂不想象之治乎？余故曰：热结膀胱四字，后人妄添可知焉。下者愈，《脉经》作下之则愈，为是。

大黄牡丹皮汤，后世以为治肠痈之方。虽然此方岂唯治肠痈矣乎？凡治诸疡脓未成者。苟脓已成者，非此方之所治也。至少腹肿痞、按之即痛如淋、小便自调、其脉迟紧者，则此方之所治也。如彼时时发热、自汗出、复恶寒证，此为肠痈表证也，是非此方之所治也。若有少腹肿痞、按之即痛如淋、小便自调、其脉迟紧证，则不问其肠痈也否，又不问其瘀血也否，宜与此方。何以不问其肠痈也否，又不问其瘀血也否，而与此方乎？曰：观少腹肿痞，按之即痛如淋、小便自调证，而后宜与此方，况于其脉迟紧者乎？故方证相对，则血必自下。若其脉洪数，则脓已成，非此方之所宜也。是所谓观其脉证也。虽然不随其脉迟紧，而今随其少腹肿痞、按之即痛如淋、小便自调证，是所谓随证治之也。然则少腹肿痞者是桃仁所主，明矣。

葶荚汤，证不具。但谓咳、有微热、烦满、胸中甲错，是为肺痈，是外证也。以此四证，名肺痈者，非疾医之义，今不取焉。虽然因胸中甲错证，则知瘀血内结矣；因咳、有微热、烦满证，则知瘀血欲成脓矣，不可不以此方吐之。况又云，再服当吐如脓，则知胸中瘀血遂化成脓矣。是所以有咳、有微热、烦满证也。夫葶荚、薏苡仁、桃仁、瓜瓣，皆有化血成脓之功也。今虽曰当吐如脓，亦吐者皆脓也，瘀血所化也。由此观之，则桃仁虽曰治少腹瘀血，亦变用则有治胸腹瘀血结痛之功，是所以方有桃仁五十枚也。

下瘀血汤方，治脐下毒痛，及妇人经水不利毒痛者。故后人此①为腹中有干血著②脐下，夫不问干血也否，苟有脐下毒痛证，则宜与此方。虽然服之新血下如豚肝，或经水利者，腹中脐下所著干血共下明矣。唯新字可疑。由此观之，则下瘀血汤之名，盖后人所命焉。余以为此方，本是丸方。疑古有小蟅虫丸之名，方铭③不传，故后人名曰下瘀血之汤，但以蜜和为丸，以酒煎之，似非汤法。下条有大蟅虫丸，可并考。

又按：法曰：产妇腹痛，法当以枳实芍药散。假令不愈者，此为腹中有干血著脐下。夫腹痛烦满不得卧，岂唯

---

① 此：疑作"以"或"以此"。
② 著（zhuó 酌）：附着。
③ 方铭：即方名。

产后有之乎？产后最多此证也。治以枳实芍药散者，是法也。以法治之而不愈者，诊之腹中有毒，而痛著于脐下，此为腹中有干血著脐下矣。故今转其方，而用下瘀血汤下之。曰：未见其血自下，无用此方者，何也？曰：今用芍药治腹痛，用枳实治烦满不得卧，而不愈者，盖产时已见瘀血续自下。今瘀血不续自下，是必干血著脐下。使干血不自下，是以腹痛烦满、不得卧也，不可不以此方下之。故服汤后，新血又下如豚肝，谓之方证相对也。若不见血自下，而但用此方，治脐下毒痛者，不想象臆度之治而何也？若有瘀血，则当有脐下甲错及结痛证。以此二法，候内有瘀血，故今用桃仁三十枚。此为治瘀血毒痛，所以用䗪虫破之，用大黄下之也。《类聚方》产后①二字加曲截②者，盖此方不但治妇人产后腹痛矣。虽男子亦有瘀血自下，脐下毒痛证，则宜服此方。服汤已，瘀血又自下者愈。《方极》但云脐下毒痛，是不问瘀血也否与此方之谓也。由是观之，谓之干血著脐下，亦属想象臆度，不可从焉。大䗪虫丸证者，后世所谓劳瘵也。故《金匮要略》有五劳、七伤、虚极，及缓中补虚之说，岂仲景之言哉？是盖后人妄添，或注文误入，不俟余辨。但至羸瘦腹满、不能饮食、内有干血、肌肤甲错、两目黯黑证，则此方所宜也。

　　椿按：此方盖古来相传之方，而仲景取以治伤寒瘥后

① 后：《类聚方》作“妇”。
② 曲截：加在文字上的曲角符号，相当于引号。

有此证者。此人本有久瘀血，今患伤寒，故瘥后又见此证，故用四虫，及桃仁、干漆、地黄、大黄以破血行瘀，况有桃仁一升乎。夫干血者，久瘀血也。苟有久瘀血，则必有肌肤甲错、腹满证也，可以见矣。

桂枝茯苓丸，证不悉具。虽然此方本五味等分，则一药各治一证，故宜以一药之功，推知其^①一证矣。按此方，盖治瘀血上冲，腹中毒痛，心下悸，及妇人胎动、血自下，或经水有变者。故法曰：漏下不止、胎动在脐上者是也。由此观之，则桃仁非主少腹有毒、瘀血自下与不下乎？余故曰：桃仁之功，大抵与牡丹皮相似矣，盖以治腹中及脐下毒痛故也。《金匮要略》此方之条，古今诸家注解，不得其义。余尝作此解，今不赘于此。

东洞翁尝立诊察瘀血三法，其说尽矣。仲景又别有诊察瘀血外证之法，曰其身甲错，曰胸中甲错_{胸中盖心胸上也}，曰肌肤甲错。此三法，宜以甲错而诊察瘀血也。二方皆有桃仁，故今附于此。

辨 误

李杲云：桃仁治热入血室。杲之言过矣。夫仲景治热入血室证，无有用桃仁之方。本论《太阳下》篇治热入血室者有二法，一刺期门，一用小柴胡汤；一不载其方矣。未尝见用桃仁者，治血岂惟用桃仁乎？

---

① 推知其：三三本、皇汉本作"而分治"。

品 考

桃仁惟一品，无华①渡者。奸商或杂卖②梅仁，不可不择。我门去皮不去尖。

巴 豆

主治心腹胸膈之毒，故兼治心腹卒痛、胀满吐脓。

考 征

桔梗白散证曰：咳而胸满，及吐脓。

备急丸证曰：心腹胀满、卒痛。

九痛丸证曰：心痛，及腹胀痛。

以上三方，巴豆各一两。

走马汤证曰：心痛，腹胀。

上一方，巴豆二枚。

据此诸方，则巴豆或一两，或二枚，然本与诸药等分。但白散之方，巴豆一两，以配桔梗、贝母各三两。《金匮要略》九痛丸方，附子本作三两，余皆等分。《千金方》但作一两。盖作一两，则附子亦与诸药等分，今从此。凡仲景之用巴豆也，虽备于急卒之病，皆是驱逐膈间之毒物，荡涤肠胃之闭塞，故诸方皆为等分。夫巴豆同桔梗用，则使毒成脓；同贝母用，则能去咽喉之毒；同杏仁用，则能驱心胸之毒；同大黄、干姜用，则能吐下心腹结

---

① 华：指中国。
② 卖：三三本、皇汉本无。

毒急痛；同附子、吴茱萸用，则能治心中寒冷毒痛。仲景之方用巴豆者，唯此四方，大抵足尽巴豆之功效矣。

互 考

走马汤、备急丸、九痛丸三方，皆不载诸本论，而载诸《金匮要略》，盖脱误矣。走马汤，证曰中恶，又曰通治飞尸鬼击病。《千金方》走马汤，证曰治肺脏飞尸鬼疰，因名曰飞尸走马汤。九痛丸，证曰兼治卒中恶。备急丸，证曰若中恶客忤、停尸卒死者。按上三方，证曰飞尸，曰鬼疰，曰鬼击，曰中恶，曰客忤，曰停尸，皆是晋唐医人之所附会，而决非仲景之意，又非疾医家之言。古者巫医并称，故后世遂以巫者之言，混于医事，实晋唐医人之所为也。故彼所前言诸证，似证非证，孰恶孰鬼，将何以分别之乎？不可从焉。假令巫有前数事，亦于医事何与之有？故随其证而后治之，则何必论是恶是鬼乎哉！若夫天地之间，有恶者，有鬼者，有尸者，有疰者，有停者，有忤者，亦人无一毒蓄积于身躯间者，则是恶是鬼，亦岂有疰之、击之、中之、忤之者矣乎？此人尝有一毒蓄积于身躯间者，故是恶是鬼，亦能疰之、击之、中之、忤之也，医者宜治其一毒而已。晋唐医人之说，不可从矣，况于宋明之医说乎！

辨 误

桔梗白散法曰：强人饮服半钱匕，羸者减之。又曰：若下多不止，饮冷水一杯则定。走马汤法曰：老少量之。九痛丸法曰：强人初服三丸，日三服，弱者二丸。但备急丸，最备其急卒之病，而其服法，无量老少强弱者，何也？曰：此方者，最备其急卒之病，则服法不必量老少强弱也。夫病苟至急卒，则岂遑①于量老少强弱乎？宜随其毒浅深轻重治之耳。如彼走马汤、白散证，却急于备急丸证矣。然今云量其老少强弱者，恐非仲景之意也。盖仲景之治病也，唯随其证而治之。故其证重则方亦多服之，其证轻则方亦少服之。故虽强人，其证轻，则方亦随少服之；虽羸者，而其证重，则方亦随多服之。是仲景随证治之之法也，何必羸者弱者减之，强人壮人多服之乎？所谓量老少强弱者，是唯为粗工垂其戒者欤。医之守之，慎之至也。至彼饮冷水止其下多者，最是后人之恐巴豆者之言，其妄添亦可知已。凡恐药者，不知恐病者也。不知恐病者，则病不可得而治焉，是医者之所常病也。今也不然，有医而恐药者，是不知治病之方法，与察病之规则者也，无如之何而已。夫病人之恐医也，恐其医之药也，是医施己恐之之药也。是无他，夫医不知其察病之规则，与治病之方法，而欲施己恐之药也。可胜叹哉。呜呼！医犹且恐之，病人岂不恐之乎？此天下古今之通病，而所以恐巴豆及诸药者为之故也。夫苟有其证而服其药，又何恐之有？苟无其证而施其药，则百药皆可恐焉，又何独巴豆之恐乎？

---

① 遑（huáng 黄）：闲暇。

品 考

巴豆带壳者良。是惟一品，无有伪品。宋王硕①曰：巴豆不压油而用之，巴豆之功，多在于油也。王硕者，能知巴豆之功者也。

蜜

主治结毒急痛，兼助诸药之毒。

考 征

大乌头煎证曰：寒疝绕脐痛。

乌头汤证曰：历节不可屈伸疼痛。又曰：脚气疼痛，不可屈伸。又曰：寒疝，腹中绞痛。

乌头桂枝汤证曰：寒疝腹中痛，

以上三方，蜜各二升。

大陷胸丸证曰：结胸，项亦强。

上一方，白蜜二合。

大半夏汤证曰：呕吐，心下痞硬。

上一方，白蜜一升。

甘草粉蜜汤证曰：心痛。

上一方，蜜四两。

下瘀血汤证曰：产妇腹痛。

上一方，蜜和为丸，酒煎；又与诸药等分之例。

甘遂半夏汤，证不具。

① 王硕：宋代医家，著《易简方》一卷。

上一方，蜜半升。

据此诸方，则蜜能治诸结毒急迫疼痛明矣。最能治腹中痛者。故同乌头用，则治寒疝腹痛；同甘草用，则治心痛急迫；同大黄用，则治胸腹结痛；同甘遂用，则治水毒结痛；同半夏用，则治心胸硬满。由此观之，则蜜能治其急痛，而又能助诸药之毒也。故理中丸、八味丸、栝楼瞿麦丸、半夏麻黄丸、赤丸、桂枝茯苓丸、麻子仁丸、矾石丸、皂荚丸、当归贝母苦参丸、乌头赤石脂丸，上十一方，皆蜜和为丸，是弗助诸药之毒耶？故如乌头、附子、巴豆、半夏、皂荚、大黄，皆以蜜和丸，则倍其功一层矣，是其征也。若或以糊为丸，则必减其功之半。常试有验，无不然者。余故曰：蜜能助诸药之毒矣。或云炼过则缓诸病之急，不炼则助诸药之毒，岂其然乎哉！

互 考

大乌头煎、乌头汤、乌头桂枝汤条，有寒疝及脚气之名，是盖晋唐以后之人之所加焉，疑非仲景之旧矣，宜随其证而施此方耳。

大陷胸丸，证似不具。然今按其方，此方之于治也，毒结于心胸之间，项亦强痛，如柔痉状者主之。本论但云项亦强，强字之下，疑脱痛字。故大陷胸汤证曰：从心下至少腹硬满而痛不可近者主之；又曰：心下满而硬痛者主之。汤法已然，丸方亦当无强痛之证乎？然则此方，亦当从心下至少腹硬满而痛，项背亦强痛者主之。比诸汤方，其证但缓也耳。况有大黄，有葶苈，有甘遂，有杏仁、芒硝，岂无项背心胸至少腹不①强痛乎？是蜜之所以解其结毒疼痛也。

大半夏汤证曰：治呕、心下痞硬者。虽无急痛结痛之证，然其人呕，而心下痞硬，则岂无心胸不痛之证乎？故和蜜一升于一斗二升之水而煮之，但取蜜与药汁二升半，则是欲多得蜜之力也明矣。然则不可谓无所急痛矣。

甘草粉蜜汤证曰：毒药不止。《千金翼方》毒药作药毒，为是。此方本主缓结毒急痛，故兼治一切药毒不止烦闷者。后世见之，以为蜜能解百药毒。蜜若解百药毒，则仲景之方，何其用蜜之多乎？夫蜜之于诸药也，能助其毒；又于其病毒也，能缓其急，犹粳米与小麦乎！甘草及粉，亦其功大抵相似，故如此方则为缓其急用之。凡蜜之为物，同诸药用之，则能助其毒。今同甘草及粉用之，则又能缓其急痛也。烦闷，岂非药毒之急乎？又所以兼治蛔虫心痛也。

椿又按：所谓药毒者，非攻病毒毒药之药毒，而必是害人毒药之药毒矣。故曰药毒不止烦闷者。所谓烦闷者，非攻病毒毒药之烦闷，而害人药毒之烦闷也。苟止攻病毒毒药之烦闷者，非疾医之义矣。烦闷是毒药之瞑眩也，岂其止之可乎？余故曰：此药毒者，非攻病毒毒药之药毒矣。由此观之，则蜜之功可以知矣害人毒药者，盖非医人误治之毒药。

① 不：按汉语语法，"不"字为衍。但为日式句法，与汉式句法去"不"字义同。全书多处同此。

甘遂半夏汤证曰：病者脉伏，其人欲自利，利反快。虽利，心下续坚满。按此证，非此方正证。此方盖芍药甘草汤证，而心下硬满、呕者主之。夫芍药甘草汤之为方，非治疼痛拘挛急迫者乎？然则此方亦岂得无治心下硬满疼痛急迫证矣乎？是所以合其蜜半升也。坚满之坚，当作硬。

辨 误

《本草》曰：蜜和百药①。李时珍曰：调和百药，而与甘草同功②。此二说，俱以味之甘，故云有调和之功。盖甘草者，诸方多用之，蜜则不然。由是观之，蜜调和百药之说，最可笑矣。虽然若谓之治结毒疼痛急迫，则谓之与甘草同功亦可也。然则蜜有能缓病之急之功也，大抵与甘草相似矣。彼不知之，而谓之调和者，所谓隔靴搔痒之类乎哉！或曰：大乌头煎、乌头汤、乌头桂枝汤，功何在于蜜乎？蜜有调和乌头之意。余曰：此不知治疗之法者言也。尝造此三方，去蜜用之，未尝见奏其功。如法者，况有服之如醉状者乎！故此三方，蜜之立功最居多矣。

蜜煎导之方，李时珍曰：张仲景治阳明结燥，大便不通，诚千古神方也③。《本论》④云：阳明病，自汗出，若发汗、小便自利者，此为津液内竭也，虽硬不可攻之。当须自欲大便，宜蜜煎导而通之。

① 蜜和百药：语出《神农本草经·石蜜》。
② 调和百药而与甘草同功：语出《本草纲目·第三十九卷·蜂蜜》。
③ 张仲景治……千古神方也：语出《本草纲目·第三十九卷·蜂蜜》。
④ 本论：指《伤寒论》。

椿按："此为"以下七字，盖王叔和所搀入也。《本论》多有此句法，岂仲景之意乎？夫津液内竭与不竭，非治之所急也，宜随其证治之。故此证本有不可施大黄、芒硝者矣。今作此方，以解大便初头硬者，则当须大便易，而燥结之屎与蜜煎导俱烊解必下，岂谓之润燥可乎？宜谓之解燥结之屎矣。此非蜜之缓病之急之一功乎？时珍不知，而谓之润脏腑、通三焦、调脾胃者，最非也。凡仲景之为方，随证治之，则无一不神方者，岂唯此方特千古神方乎哉？又按此章，当作小便自利者，大便必硬，不可攻之。于是文字稳，法证备，始得其义。

品 考

蜜，本邦关东、北国不产，但南海、镇西诸州多产之。我门不择崖石土木诸蜜，皆生用之，不用炼法，唯宜漉过。王充曰：蜜为蜂液，食多则令人毒①，不可不知，炼过则无毒矣。是王之说，为饵食言之。若为药材，则平人食之有毒，毒乃蜜之能也。炼过无毒，则同于不用，无毒岂得治病毒乎？

䗪 虫

主治干血，故兼治少腹满痛，及妇人经水不利。

考 证

下瘀血汤证曰：产妇腹痛。又曰：经水不利。

---

① 蜜为蜂液食多则令人毒：语出《论衡·言毒》，原作"食蜜少多，则令人毒。蜜为蜂液，蜂则阳物也"。

上一方，䗪虫二十枚。

土瓜根散证曰：带下，经水不利，少腹满痛，经一月再见者。又曰：阴㿗肿。

上一方，䗪虫三两。

大䗪虫丸证曰：羸瘦，腹满不能饮食，内有干血，肌肤甲错，两目黯黑。

上一方，䗪虫一升。

据此三方，则䗪虫能下干血、利经水，明矣。脐下若有干血，必痛，故兼治少腹满痛也。夫经水不利，或一月再见者，亦以脐下有干血也。干血者，久瘀血也，是少腹结毒也，可按候之。此三方之外，仲景无用䗪虫者。大鳖甲煎丸方内虽有䗪虫，其方驳杂，无所征焉，今不取。

互 考

下瘀血汤证曰：产妇腹痛。土瓜根散证曰：带下，经水不利，少腹满痛；又曰：经一月再见者。上二方，皆以䗪虫为主药，似为妇人血毒设之。虽然或云治㿗，或云内有干血、肌肤甲错，何必妇人血毒之治乎？由此观之，则䗪虫及此三方，不啻治妇人血毒矣，虽男子亦可用之。但脐下有血毒者，妇人最多，故仲景尝立此方法，以治妇人之病，是其遗法耳。凡一身之内有血毒所著者，必见肌肤甲错证。若著脐下，则有两目黯黑、羸瘦、腹满不能饮食证。后世不知此证，名曰五劳①、曰七伤、曰虚劳、曰劳瘵，皆属空谈理义，我门所不取也。是以如下瘀血汤，亦治男子少腹满痛，小便不利，及淋沥或血自下者，此人当必有肌肤甲错等证。又按此方服法，曰顿服之，新血下如豚肝，然亦谓腹中有干血著脐下，则似言相矛盾。此方本为干血而设之，今服此方而其血下，谓之新血可乎？凡用䗪虫三方，皆为治干血之方。盖干血，乃久瘀血也。若治新血不下证，则别有桃仁承气汤、大黄牡丹皮汤、大黄甘遂汤。若治蓄血，则有抵当汤及丸。故治干血，则有此方，及土瓜根散、大䗪虫丸，是皆以䗪虫为主药。此为䗪虫能破久瘀血之用也。由是观之，则新血下如豚肝者，是盖蓄结之血新下如豚肝色之谓乎。

土瓜根散证曰：经水不利，少腹痛，经一月再见者。下瘀血汤证曰：干血著脐下，经水不利者。然则经水不利者，是干血所为明矣。又曰：主阴癞肿。

按：丈夫阴器连少腹急痛，谓之癞也。此证亦瘀血所为也。此虽其证不具，然据少腹急痛证，则自有此方证具矣。

大䗪虫丸证曰：羸瘦，腹满不能饮食，内有干血，肌肤甲错，两目黯黑。此证者，乃后世所谓劳瘵、五劳、七伤是也。皆是世医常谈，其说属臆度也。但羸瘦、腹满，

---

① 五劳：皇汉本、三三医书本此下有"为尔申约其审听之"八字，而三三医书本下又有"东洞先生遗稿卷下终"九字小注；皇汉本脱"曰七伤"以下至段末八行计237字。

至两目黯黑，其证不可废也。其证不可废，则此方亦不可废也。是必仲景遗方，而有所可征者。至五劳虚极，及七伤，及缓中补虚数证，则后人妄添，不俟余言矣。李时珍《本草》䗪虫附方有之大黄䗪虫丸，治产妇腹痛有干血者，用䗪虫二十枚去足，桃仁二十枚，大黄二两，为末，炼蜜杵和，分为四丸，每以一丸，酒一升，煮取二合，温服，当下血也，张仲景方云云。

按：是下瘀血汤之方，而非大黄䗪虫丸之方也。时珍何以称此方而谓大黄䗪虫丸乎？其文亦大同小异。盖时珍所见《金匮要略》有别所传之本乎？又《本草》传写之谬乎？若夫《本草》之谬，则大黄䗪虫丸下，必脱《金匮要略》五劳以下法语，而《本草》治产妇腹痛条上，脱下瘀血汤四字矣乎？《大观本草》所引苏颂《图经》蛴螬条曰：张仲景治杂病方大䗪虫丸中用蛴螬，以其主胁下坚满也。由此观之，则十二味方者，名大䗪虫丸，而大字之下无黄字，此非大黄䗪虫丸也。又䗪虫条曰张仲景治杂病方，主久瘕积结，有大黄䗪虫丸，乃今下瘀血汤也。然则本是二方，而《金匮要略》十二味方者，盖古名大䗪虫丸，犹大柴胡汤、大承气汤、大青龙汤、大半夏汤、大建中汤、大陷胸汤之大也，当须别有小䗪虫丸之方矣。疑今下瘀血汤，盖名大黄䗪虫丸，故以大黄、䗪虫为主药也。且今名下瘀血汤者，疑非方之名，而当须以下此瘀血之汤主之之意矣乎？后之录方者，误脱大黄䗪虫丸五字，而称之曰下瘀血汤乎？又后之辑《金匮要略》者，遂谓之下瘀血汤，而名此方者矣。犹抵当、乌头桂枝汤、救逆汤、新加汤类乎？况此方是丸方，犹抵当丸以水煮之。然则此方，亦不可名汤也。由此观之，下瘀血汤，宜称大黄䗪虫丸，而十二味大黄䗪虫丸，宜称大䗪虫丸矣。东洞翁尝谓，大黄䗪虫丸乃十二味之方，说非疾医之言。

椿谨按：翁盖指五劳虚极及七伤缓中补虚之语乎！夫羸瘦、腹满、不能饮食、内有干血、肌肤甲错、两目黯黑数语，可谓此方之证具矣。若按其腹状，而内外诸证诊察相应，则此方当须奏其功耳。明者其谓之何矣。

鳖甲煎丸方，《千金方》《外台秘要》皆作大鳖甲煎丸，苏颂《图经》作大鳖甲丸，张仲景方云云。方内有䗪虫，然非仲景之意，疑仲景之时，别有鳖甲煎者，后世失其方，盖苏颂所见别方矣。东洞翁曰：此方，唐朝以降之方，而非古方，故不取焉。

椿谨按：《千金方》《外台秘要》已载之，则决非唐朝以降之方矣。恐翁未深考之。唯䗪虫之功，于此方无所征矣，故不赘于此。

品 考

䗪虫，状似鼠妇，而大者寸余，形扁如鳖，有甲似鳞，横纹八道，露目六足，皆伏于甲下，少①有臭气，似蜚蠊②。本邦未产，此物但华舶来一品。余尝多蓄而使用之，屡得其效。

---

① 少：稍微。
② 蜚蠊：蟑螂。

䗪 虫

主治瘀血，少腹硬满，兼治发狂、瘀热、喜忘，及妇人经水不利。

考 征

抵当汤证曰：少腹硬满。又曰：有久瘀血。又曰：有瘀血。

上䗪虫三十枚。

抵当丸证曰：少腹满，应小便不利，今反利者，为有血也。

上䗪虫二十枚。

据此二方，则䗪虫治瘀血明矣。是与水蛭互相为其用，故二品等分。唯汤方用三十枚，丸方用二十枚。夫汤之证急也，丸之证缓也，故分两亦有多少也耳。

互 考

《淮南子》曰：䗪破积血。刘完素曰：䗪食血而治血，因其性而为用也。

按：用䗪虫之方，曰破积血，曰下血，曰蓄血，曰有久瘀血，曰有瘀血，曰妇人经水不利下，曰为有血，曰当下血，曰瘀热在里，曰如狂，曰喜忘，是皆为血证谛①也。然不谓一身瘀血也，但少腹有瘀血者，此物能下之，故少腹硬满，或曰少腹满，不问有瘀血否，是所以为其证也。

---

① 谛：审察，弄明白。引申为证据。

品　考

虻虫，夏月多飞，食人及牛马之血。小者如蜜蜂，大者如小蜩[1]，形似蝇，大目露出，腹凹扁，微黄绿色。或云水蛭所化，间见之山中原野群集。然则大者山蛭所化，而小者水蛭所化矣，俱用之。段成式[2]曰：南方溪涧多水蛆，长寸余，色黑，夏末变为虻。

椿按：水蛆，盖水蛭之误，蛆蛭字相似[3]。

阿　胶

主治诸血证，故兼治心烦、不得眠者。

考　征

芎䓖当归胶艾汤证曰：妊娠下血。

白头翁加甘草阿胶汤，证不具。

大黄甘遂汤证曰：水与血俱结在血室。

上三方，阿胶各二两。

黄连阿胶汤证曰：心中烦、不得卧。

黄土汤证曰：下血、吐血、衄血。

上二方，阿胶各三两。

猪苓汤证曰：心烦、不得眠。

---

① 蜩（tiáo 条）：蝉也。

② 段成式：字柯古，晚唐邹平人。唐代著名志怪小说家，工诗善文，官至尚书郎及江州刺史。著《酉阳杂俎》而传世。

③ 水蛆……蛆蛭字相似：虻虫之幼虫应与蝇蛆相类，而不应类水蛭，故椿说似不恰。

上一方，阿胶一两。

据此诸方，则阿胶主治诸血证、心烦不得眠者明矣。然心烦有数证，不得眠亦有数证，若无血证，则属他证也。故法无血证者，皆为脱误矣。

互 考

芎劳当归胶艾汤证曰：妇人有漏下者上一证，有半产后、因续下血都不绝者上一证，有妊娠下血者上一证，假令妊娠腹中痛，为胞阻上一证。按此条，古来未得其解。余尝如此段落分裁为四章，其义始明，其证亦可得治之。解曰：妇人有漏下、腹中痛、心烦、不得眠者，此方主之。上第一章。妇人有半产后，下瘀血都不绝，腹中痛，心烦，或不得眠者，此方主之。上第二章。妇人有妊娠下血，腹中痛，心烦不得眠，或顿仆失跌，或胎动不安者，此方主之。上第三章。妇人有妊娠腹中痛，漏胞，经水时时来，心烦不得眠，或因房室所劳伤胎者，此方主之。上第四章。以上诸证，皆妇人妊娠，或半产，或产后下血，而心烦腹痛者，此方所宜治也。诸证当须有不得眠之候，然无血证则非此方所宜也。

白头翁加甘草阿胶汤，证不具，但云产后下利。此方岂惟产后下利治之乎？凡本方证而下血、心烦、急迫不得眠者，此方主之。由此观之，岂惟妇人乎？虽男子亦有热利下重、大便血、心烦、急迫不得眠者，则宜用此方。夫下重者，下利重多也，非后世所谓痢病肛门下坠，利急后重①之谓也。盖利急后重者，下利急迫重多也。古者便为之后，故后重者，下重也。下重者，下利重多也，是此方所治也。

黄连阿胶汤证曰：心中烦，不得卧。盖此方治下利腹痛，大便血，心中烦悸不得眠者。夫黄芩之于下利，黄连之于心中烦悸，芍药之于腹中痛，主以治之，惟阿胶之于心烦不得眠、亦不见血，则无所奏其效。然则此方治下利腹痛、心中烦悸、不得眠而见血者明矣。若不见血而施此方，岂其谓之得其治法乎？

大黄甘遂汤证曰：妇人少腹满如敦状，小便微难而不渴者，是乃此方所主也。《脉经》敦状作敦敦状。敦音堆。敦敦者，不移不动之谓也。若作敦状，则敦音对，器名。

椿按：其此证谓之有血亦非也，谓之无血亦非也。然谓之小便微难，则谓之非血亦非也。是所谓因法立略②，因略取法，法略相熟，则虽未见其血，亦有此证，则施此方。施此方，则血自下；血自下，而后其证自瘥。故仲景曰：其血当下。其此可谓之略而已。夫略也者，不熟其法，则不可得此者也。生后者，此为水与血俱结在血室也。此章盖后人所妄添也。生后，产后也。产后若有前证者，此为水与血俱结在血室。水血本无二，血是指瘀血，血室谓其分位。义属想象臆度，今不取焉。夫水血若有

① 利急后重：当作"里急后重"。
② 略：治疗策略。

二，则仲景何其不谓水与血当下乎？今谓其血当下者，是水血无二之谓也。医者其思诸。

猪苓汤证曰：脉浮发热，渴欲饮水，小便不利者主之。又曰：少阴病，下利六七日，咳而呕渴，心烦不得眠者主之。夫少阴病者，脉微细，但欲寐也。又曰：欲吐不吐，心烦，但欲寐，五六日自利而渴者。是虽今见此少阴本证，若其人有血证，则心烦不能眠也。故见其下血，而后施此方，则未尝有不瘥者。若不见其血下，则虽屡施此方，亦未尝见奏其功者。数试数验，不可不知矣。

辨误

阿胶，后世有补血之说，然今读诸家本草，其所主治，皆是在于治瘀血也。凡久年咳嗽，赤白痢下，下血，吐血，咯血，衄血，呕血，老人大便秘结，或小便淋沥及见血，妇人经水诸变，妊娠之病，无不属瘀血者。古方既然，后世诸方皆然，宜矣①今医见之，谓之补血药。虽然以余观之，谓之化血而可也。何以言之？则阿胶配之猪苓、泽泻、滑石，则泻瘀血于小便；配之大黄、甘遂，则下瘀血于大便；配之黄芩、黄连，则除瘀血心中烦者；配之甘草、黄柏、秦皮、白头翁，则治瘀血热利下重者；配之当归、芎藭、地黄、芍药、艾叶，则止瘀血腹中疞②痛者；配之术、附子、黄土，则治瘀血恶寒、小便不利者。由此观之，则岂谓之补血可乎？后世皆见其枝叶，而不知

---

① 宜矣：无怪乎，难怪。
② 疞（jiǎo 绞）：形容疼痛如绞。

其根本，医之所以误治者不亦宜乎？

品 考

阿胶，以阿县所制者为名。今华舶来之物数品，入药当以黄透如琥珀色为上品。或光黑如瑿①漆，不作皮臭者为良。若真物难得，则此邦皮胶黄透，夏月不湿软者可权用。

---

① 瑿（yī 依）：黑色的玉石或琥珀。

附 录

粳 米

白虎汤、白虎加桂枝汤、白虎加人参汤，上三方，粳米各六合。附子粳米汤、竹叶石膏汤，上二方，粳米各半升。桃花汤，上一方，粳米一升。麦门冬汤，上一方，粳米三合。

品 考

粳者，稻之不黏者，又名粳。罗愿①曰：稻，一名稌②。然有黏、不黏者。今人以黏为糯，不黏为粳③。

辨 误

明李春懋曰：凡仲景方法，用米者皆稻米。王叔和改稻米作粳米，后世方家仿之，不知其是非。余曰：是其是非，非春懋所能知也。夫人未尝知所以仲景方法与病证相对，而何得分辨糯、粳二米之功乎哉？夫稻也者，粳、糯

---

① 罗愿：字端良，号存斋，宋代徽州歙县呈坎人。宋乾道二年进士，历任鄱阳知县、赣州通判、鄂州知事。精博物之学，长于考证。著《尔雅翼》三十二卷，详释草木虫鱼诸物产。

② 稌（tú 图）：稻子。

③ 稻一名稌……不黏为粳：语出《尔雅翼·卷一·稻》。

通称也。稌亦然。颜师古《刊谬正俗》①《本草纲目》掌禹锡所引证：本草稻米，即今糯米也，或通呼粳、糯为稻。《礼记》曰：稻曰嘉蔬②。孔子曰：食夫稻③。《周官》有稻人。郑玄④曰：以水泽之地，种谷也。

椿按：谷者，粳糯并称焉。汉有稻田使者，是通指粳糯而言。所以后人混称，不知稻即糯也。颜说非也，禹锡亦不知其非也。既谓通呼粳糯为稻，并通指粳糯而言，而又云后人混称，不知稻⑤即糯也。今依此二说，而谓汉以上无粳米，皆是臆度，不足取焉。李春懋亦未知此谬矣。王叔和改稻米作粳米，此说未知出于何书，但《外台秘要·第五》温疟病方内引《千金》论白虎加桂枝汤服度煮法后曰：《伤寒论》云用秕⑥粳米，不熟稻米是也。今校之《千金》二方，无所见焉。古本有此说，亦不可知矣。我门常依仲景之方，而试粳米之功，奏其方之效，则今粳米，即古粳米，不俟余辨矣。医者苟用之，不别粳糯亦可也。殊不知粳糯，即是一稻米矣。又按《肘后方》治

① 刊谬正俗：谬，原作"误"，据《本草纲目》改。《刊谬正俗》，原名《匡谬正俗》，因避宋太祖讳而改。八卷，唐代颜师古撰。颜师古，名籀（zhòu），字师古，京兆万年（今陕西西安）人，唐初儒家学者，尤精语言文字。

② 稻曰嘉蔬：语出《礼记·曲礼下》。嘉蔬，是稻作为祭祀宗庙时的特殊称呼。

③ 食夫稻：语出《论语·阳货》。指稻米为精粮，服丧所不食。

④ 郑玄：字康成，高密人。东汉经学大师、大司农。著有《天文七政论》《中侯》等书，共百万余言，世称"郑学"，为汉代经学的集大成者。

⑤ 稻：三三本、皇汉本此下有"是"字。

⑥ 秕（bǐ 比）：子实不饱满。

卒腹痛，粳米煮饮之，是即附子粳米汤方内用粳米之意，葛洪盖取之乎。

考 征

《尔雅翼》引汜胜之[1]云：三月种粳稻，四月种秫[2]稻。稻若诗书之文，自依所用而解之。如《论语》：食夫稻。则稻是粳。《月令》[3]：秫稻必齐。则稻是糯。《周礼》：牛宜稌。则稌是粳。《诗》：丰年多黍多稌，为酒为醴。则稌是糯。又稻人职掌稼下地，至泽草所生，则种之芒种。是明稻有芒、有不芒者。今之粳则有芒，至糯则无，是得通称稌稻之明验也。然《说文》所谓"沛国谓稻曰糯"，至郭氏[4]解《雅》稌稻乃云"今沛国称稌"，不知《说文》亦岂谓此稌讹为糯邪？将与郭自异义也。

椿按：许慎东汉人，郭璞西晋人，许岂有将与郭自异义之理乎？盖许慎之说方言也，郭璞之说稌亦稻之属也。近来古方家，或惑本草者流之说，而偏用今之糯米者，非也。

小 麦

甘草小麦大枣汤，上一方，小麦一升。

---

① 汜胜之：汜，当作"氾"。氾胜之，氾水（今山东曹县）人。西汉农学家，官至御史。著《氾胜之书》二卷，农学著作。

② 秫（shú 熟）：谷物之有黏性者。

③ 月令：指《礼记·月令》。

④ 郭氏：郭璞，字景纯，西晋河东闻喜县人。著名文学家和训诂学家，长期研究和注解《尔雅》。

大　麦

硝石矾石散，上一方，用大麦粥汁服之。枳实芍药散，上一方，用麦粥汁服之。以上皆用今大麦。

粉

甘草粉蜜汤，上一方，粉一两。

品　考

粉，粱米粉也。《千金方·解百药毒》篇曰解鸩毒及一切毒药不止烦满方，乃此甘草粉蜜汤也，粉作粱米粉。毒药，盖"药毒"颠倒也，《金匮要略》依此。又《千金翼方》作药毒不止，解烦。《外台秘要》解诸药草中毒方内引《千金翼方》，疗药毒不止，解烦闷。今本《千金翼方》脱闷字。又粱米粉，作白粱粉。白粱，乃粱米白者也。又有黄粱，故今作白粱者，所以别于黄粱也。二书又俱毒药作药毒。由是观之，粉是粱米粉，而毒药是药毒明矣。《正字通》[①] 曰：凡物硙[②]之如屑者，皆名粉。粉为通称，非独米也。故粉，有豆屑、米粉，又有轻粉、胡粉、铅粉、白粉之名。则如此药方，亦不可单称粉矣。然则二书作粱米粉者，为正。况复《金匮要略》成于赵宋，固多脱误，盖脱粱米二字明矣。《千金方》《翼方》《外台秘

---

① 正字通：字书，计十二卷，明代张自烈撰。张自烈，字尔公，江西宜春人。

② 硙（wèi 位）：磨，使成粉末。

要》成于李唐，但有讹谬耳。今宜从三书作粱米粉，试之得有应验矣。

辨　误

凡粉，米粉也。《释名》①曰：粉，分也，研米使分散也。夫米者，谓诸米。《说文》：米，粟实也。《尔雅翼》曰：古不以粟为谷之名，但米之有孚②壳者皆称粟。然则米是粟实之称也。《说文》：粉，傅面者也。《韵会》③云：古傅面亦用米粉，又染之为红粉。

椿按：米者，九谷六米之米也。《周礼·地官》：舍人掌粟米之出入。注：九谷六米者，九谷之中，黍、稷、稻、粱、苽④、大豆六者皆有米，麻与小豆、小麦三者无米，故云九谷六米。然则粉是六米粉明矣，不必俟余辨，故宜呼稻米粉、黍米粉、稷米粉、粱米粉矣，无单称粉之义也。《尚书·益稷》：粉，米之粉，别有其义可考。或曰：甘草粉蜜汤之粉，胡粉也。李彣⑤之说：胡粉有毒，能杀虫。《本草》曰：杀三虫。陶弘景曰：疗尸虫。陈藏

---

① 释名：训解文字名义之书，东汉刘熙撰。刘熙，或称刘熹，字成国，北海（今山东昌乐）人，官至南安太守。东汉经学家、训诂学家。

② 孚（fú 符）：通"稃"。谷粒的壳；粗糠。

③ 韵会：全称《古今韵会》，元代黄公绍撰。黄公绍，宋元之际邵武（今属福建）人，字直翁。咸淳进士，入元不仕，隐居樵溪。《古今韵会》原书已佚，其同乡熊忠所编《古今韵会举要》，略能见其大概。

④ 苽（gū 孤）：同"菰"。多年生草本，生于浅水，嫩茎即茭白，果实称"菰米"。

⑤ 李彣（wén 文）：字珥臣，清康熙年间钱塘（今杭州）人。颇有医名；著《金匮要略广注》三卷。

器曰：杀虫而止痢也。由此诸说，则非胡粉能治虫乎？然则粉必胡粉，而似非米粉也。《事物记原》① 轻粉条曰：《实录》曰萧史与秦缪公练飞云丹，第一转与弄玉涂之，名曰粉，即轻粉也。此盖其始也《实录》乃《三仪实录》也，是烧其水银者也。又胡粉条曰：《墨子》曰禹作粉。张华《博物志》曰：纣烧铅作粉，谓之胡粉。《续事始》曰：铅粉，即所造也椿按：铅粉，盖粉铅之误。上二说虽出《实录》，盖诸家杂说，而非事实也。飞云丹之说涉怪诞矣。或曰：粉，铅粉；或曰：粉，轻粉。虽然古书单称粉者，多是米粉也。《益稷》曰粉米，盖指其形状。《周礼·笾人②》职曰粉餈③。况复从米，分声，则皆似指六米也。胡粉、轻粉，以其物似米粉，而得粉名矣。然则粉，非胡粉、轻粉明矣。凡方书，曰胡粉，曰轻粉，曰粉铅，未尝见单呼粉者。今唯甘草粉蜜汤一方，《金匮》谓之粉与蜜，方铭亦谓之粉蜜汤，故后世医者惑焉。或曰胡粉，或曰轻粉，或曰稻米粉。殊不知《千金方》及《翼方》《外台秘要》既谓之粱米粉，岂可不取征于三书乎？今略谓之粉蜜汤者，犹桂枝加桂汤之桂耶。况复试之粱米粉，最有效矣。由是观之，《金匮》方内，脱粱米二字明矣。天下医者惑，则其证不治，可叹乎哉！

---

① 事物记原：宋代高承撰，计十卷。专记事物原始之属，自博弈嬉戏之微，鱼虫飞走之类，无不考其所自来。

② 笾（biān 边）人：笾，有腿的竹器，用来盛祭品。笾人，即古代掌管祭祀用竹笾的官员。

③ 餈（cí 慈）：糍粑。

赤小豆

瓜蒂散，上一方，赤小豆一分。赤小豆当归散，上一方，赤小豆三升。上二方之外用赤小豆之方，皆非仲景之意，今不取焉。

胶 饴

大建中汤、小建中汤、黄芪建中汤，上三方，胶饴各一升。

主 治

胶饴之功，盖似甘草及蜜，故能缓诸急。

考 征

小建中汤证曰：腹中急痛。又曰：里急。又曰：妇人腹中痛。大建中汤证曰：上下痛而不可触近。黄芪建中汤证曰：里急。依此三方，则胶饴能治里急。夫腹中急痛，腹中痛，岂非里急矣乎？余故曰：胶饴之功，与甘草及蜜相似矣。

酒

八味丸、土瓜根散、赤丸、天雄散，上四①方，各酒服之。下瘀血汤，上一方，酒煮之。

---

① 四：底本为"三"，据实际方数改。

品　考

中华造酒，与本邦造法不同，然试其功，又无所异矣。凡单呼酒者，皆用无灰清酒。

醇　酒

美清酒同。麻黄醇酒汤，上一方，美清酒五升。

品　考

醇酒，乃美清酒，故云以美清酒煮。《汉书》师古注：醇酒不浇①，谓厚酒也。厚酒者，酒之美者也，故曰美清酒。

清　酒

当归芎劳胶艾汤，上一方，水酒合煮。

品　考

李时珍引《饮膳》标题云：酒之清者曰酿②。《说文》：酿，酝也。然则清酒，宜用平常所饮无灰清酒也。

法　醋

大猪胆汁导法，上一方。

---

① 浇：浮薄。
② 饮膳标题云酒之清者曰酿：语出《本草纲目·第二十五卷·酒》。

品 考

法醋无所考，盖如法造酿之醋矣乎？成本①无法字。

苦 酒

苦酒汤、黄芪芍药桂枝苦酒汤，上二方，上方无升合，下方一升。

品 考

陶弘景曰：醋亦谓之醯②，以有苦味，俗呼苦酒。由此说，则苦酒是俗称。苏恭曰：醋有数种③，惟米醋二三年者入药。

椿按：此米者，是稻米。《释名》曰：苦酒，淳④毒甚者，酢苦也。本邦所造，皆米醋，甚严⑤，今用之有功。其人必心烦不止，故黄芪芍药桂枝苦酒汤法曰：温服一升，当心烦。若心烦不止者，以苦酒阻故也。阻者，盖恶阻之阻也。用之必有心烦不止者，是其阻也。

美酒醯

黄芪芍药桂枝苦酒汤法后曰：一方用美酒醯代苦酒。然则美酒醯者，盖以美酒所造之醋矣。酢醋，本谓之醯

---

① 成本：即宋·成无己《注解伤寒论》。
② 醋亦谓之醯（xī 西）：语出《本草经集注·酢酒》。
③ 醋有数种：语出《新修本草·卷第十九·醋》。
④ 淳：同“醇”。三三本、皇汉本即作“醇”。
⑤ 严：借作“酽”。酽，浓厚。

也。故《周礼》有醯人职，可考。

白　酒

　　栝蒌薤白白酒汤，上一方，白酒七升。栝楼薤白半夏汤，上一方，白酒一斗。

品　考

　　《周礼·酒正》职辨四饮之物，三曰浆。郑玄曰：浆，今之截浆也。陆德明[①]《音义》：昨再反[②]。疏云：此浆亦是酒类，故字亦从酉。省截之言载，米汁相载，汉时名为截浆。许慎《说文》浆字注云：浆，酢浆也。本作浆，从水，将省声，今作浆。又截字注云：截，酢浆也，从酉，戈声。《博雅》云：截，浆也。师古亦云：截，浆也。《礼记·内则》曰：浆水醷[③]滥。郑玄注：浆字曰酢截。按：或曰截浆，或曰酢浆，或曰白酒，皆是酒正所造之浆也。《千金方》白酒作白截浆，或作白截酒。《外台秘要》亦同。但指此方内白酒矣。夫谓之酒者，造酿之法，大抵与酒同。又以酒正所掌，故谓之白酒，或谓之白截酒。盖白酒者，白截酒略称矣。李时珍《本草纲目》地水类载浆

---

　　① 陆德明：名元朗，苏州吴人。唐代经学家、训诂学家。著《毛诗音义》。

　　② 昨再反：是对"截（zài 再）"字的反切注音。

　　③ 醷（yì 易）：梅浆。

水,《释名》谓之酸浆,《兵部手集》[1] 谓之酸浆水,《产宝》亦同。时珍今不载白酒、馇浆、白馇酒、白馇浆者,盖属脱误矣。但薤白附方引仲景栝蒌薤白白酒汤,又引《千金方》栝蒌汤即仲景栝蒌薤白半夏汤,白酒作白馇浆,虽有白酒、白馇浆之名,然本部不载之者,彼人未得知仲景用白酒之意也。彼是一草医,但好本草家之言者也,不足深责之。唯注馇字曰:馇音在,酸浆也。是知馇之为酸浆,而不知浆水之为白酒也。

　　椿按:白酒,乃《大观本草·玉石部》浆水是也。《周礼·酒正》职浆明矣。然则白馇浆、白馇酒、白酒,及馇浆、浆馇、酢浆、酸浆、馇酒,皆是浆之别名略称也。造法详出于陈嘉谟[2]《本草蒙筌》,时珍亦取嘉谟之法。虽然其造法不悉具,疑有脱误矣。近比[3]问诸华客汪绳武曰:白酒即白馇浆,原米之浓汁。以一倍之汁,加三倍之水冲入,作为白酒矣。造法:用糯米浸一宿,蒸熟,候温,以白色曲末,拌入缸内,用稻草护暖,三日后成浆,入水,即成酒。气味甘苦。十月间做者,名曰十月白,尤佳也。今按此造法,与我邦呼为甜酒者同法。或一夜而熟者,呼鸡鸣甜酒;或二三日而成者,谓之醴酒也。

---

　　① 兵部手集:全称《兵部手集方》,方书,唐代李绛著。原书已佚,《本草图经》《证类本草》等有引录。李绛,字深之,曾任兵部尚书,故有此书名。
　　② 陈嘉谟:字廷采,自号月朋子。祁门(今属安徽)人。明代医药学家,著《本草蒙筌》。谟,原作"模",今改。
　　③ 近比:近来。

造法大抵相似。呜呼！鞑清①奸商所言，不足信焉。今唯存以备博物者一事云尔。

辨　误

仲景之方，始有白酒之名。晋唐以后，诸子方书及诸家本草，未尝有说白酒之功者何矣？晋唐医人未知此物之功乎？诸家本草何其略之乎？又可疑耳。但李时珍《本草》所引《子母秘录》②，有栝蒌白酒治乳痈之方，此外又无所见焉。余尝谓，仲景氏之方法者，自王叔和撰次之后，历隋唐至宋明，而无有一人全执之者。如何？则我今以其药物与病证知之。曰：何以知之乎？曰：夫仲景尝用䗪虫，而诸家医书未尝见用其方者；仲景尝用白截酒，而诸家本草未尝论及此物；仲景尝治妇人脏躁③，有甘草小麦大枣汤，而古今诸家未尝知其证之治法，则不能用此方；仲景尝治胸痹，有白截酒二汤，而天下医者未尝知胸痹证候，则不能用白截酒二方。然则二千年来，不能全执仲景方法也，我今于是乎知之。呜呼！吾党小子，幸依东洞翁之德，而得全执仲景方法，岂可不谓天之宠灵乎哉？夫白截酒之功之湮灭也久乎哉？诸家本草，唯载④浆水于水部，而不知为造酿之物，故不载之造酿部，而载之地水

①　鞑清：对满清的蔑称。

②　子母秘录：古医籍，唐妇产科医家许仁则撰。原书已佚，《外台秘要》《证类本草》等有引录。

③　躁：原作“燥”，据《金匮要略·妇人杂病脉证并治第二十二》改。

④　载：原作“截”，据三三本、皇汉本改。

部。《大观本草》又误载之玉石部，亦可笑哉。浆水与酒酢，实为造酿物矣。若其以地水造之，而载之水部，则酒酢亦当载之水部。盖本草之谬往往如此。

考 征

栝蒌薤白白酒汤证曰：胸痹之病，喘息咳唾，胸背痛，短气。栝蒌薤白半夏汤证曰：胸痹，不得卧，心痛彻背。因此二方之证，则白酒能治胸背及心痛烦闷。夫前方之证轻，而后方之证重，其义如何了？则凡胸痹之为病，喘息咳唾、胸背痛、短气是也。今其痛甚，而心痛彻背，则其证为重。故前方者，白酒七升，而后方为一斗，宜以此分别其轻重而已。

浆 水

矾石汤，上一方，浆水煮之。蜀漆散、半夏干姜散、赤小豆当归散，上三方，浆水服之。

清浆水

枳实栀子豉汤，上一方，以清浆水煮之。

品 考

浆水、清浆水二品，俱与白酒同物。清者，盖取其清者。

辨 误

古今医人，不知白酒、白截浆、白截酒、浆水、清浆水皆为同物，遂无一人解其品物者，是不能手自使用仲景之方也，可胜叹乎！凡仲景之方，非仲景所自制之方也。盖撰用古人之成方，而取其纯粹者也。故如附子、乌头、天雄，本是同根一物，而或曰附子汤，或曰乌头煎，或曰天雄散，是仲景取古人各所称之方，以不改其名而使用之者也。是以此一浆而或谓白酒，或谓浆水，或谓清浆水。如彼醯酢、苦酒亦然，皆因古人所称，而唯取其方治而已。无复异论，医者其思诸。

白 饮

牡蛎泽泻散、五苓散、半夏散，上三方，皆白饮服之，其余皆云饮服。

品 考

白饮，盖白汤，或云无所考。

辨 误

凡曰饮、曰白饮，盖一物矣。然此三方，但谓白饮服之者，必有所异乎？然《金匮要略》茵陈五苓散服法曰：先食饮方寸匕者。盖饮字上脱白字，饮字下脱和服二字。《外台秘要》可考。若夫饮者，是四饮①、六饮之饮，则《周礼·酒正》有清、医、浆、酏；《膳夫》职

---

① 四饮：即下文《周礼·酒正》所载清、医、浆、酏四种饮料。清，由"醴齐"滤去酒糟而成；医，即在稀粥中加酒曲而成；浆，用酒糟酿造而成，略带酸味；酏（yǐ倚），酿酒所用的清粥。

有六清①，水、浆、醴、凉②、医、酏，乃六饮也。而饮皆寒饮，故《食医》职曰"饮齐视冬时"，注曰"饮宜寒"。由此诸说，则单称饮者，及称白饮者，岂此四饮、六饮之谓矣乎？又《膳夫》职食饮，注曰："食，饭也；饮，酒浆也。"则是又单称饮者，恐酒浆二物之谓乎？虽然如此散方，岂以酒浆二物而互服之乎？又按：饮及白饮，疑俱是白酒之谓歟；又谓之白汤，亦无所征焉，俟他日考订。

饮

葵子茯苓散、猪苓散、栝蒌瞿麦丸、半夏麻黄丸、干姜人参半夏丸、排脓散、麻子仁丸、防己椒目葶苈大黄丸、桔梗白散、蒲灰散、滑石白鱼散、蜘蛛散、当归贝母苦参丸，上十三方，皆谓饮服。《三国志·华佗传》曰：便饮麻沸散，须臾便如醉死。然则饮者，乃服散之义乎？又汤水饮散之谓乎？考见上。

暖　水

五苓散服法，暖水，盖温暖之汤矣。

---

① 六清：语出《周礼·天官·膳夫》，但下文六清内容"水、浆、醴、凉、医、酏"出《周礼·天官·浆人》。

② 凉：原作"醇"。《集韵》曰："通作凉。"据改。一种冰镇饮料，可添加不同原料而成各种口味。

辨　误

五苓散服法曰：白饮服之。或云白饮是白汤，白汤是热汤，热汤是暖水。若其说是，则何谓服以白汤，助以暖水乎？

按：白汤是热汤之谓，而暖水是温暖之汤矣。殊不知一汤而分以二名乎哉。

沸　汤

文蛤散，上一方，以沸汤服之。

麻沸汤

大黄黄连泻心汤、附子泻心汤，上二方，以麻沸汤渍之。

品　考

沸汤、麻沸汤，并是热汤，出于《本草纲目》。

鸡子白

苦酒汤，上一方。

鸡子黄

排脓散、黄连阿胶汤，上二方。

鸡屎白

鸡屎白散，上一方。

马通汁

柏叶汤，上一方。

品　考

《大观本草》云：屎名马通。

按：屎，即白马屎。绞取其汁，故曰马通汁。

猪　膏

猪膏发煎，上一方。

猪　脂

雄黄葶苈方，上一方。

品　考

猪膏、猪脂，本是一物。《说文》曰：戴角者脂，无角者膏。是但注其字耳。《内则》曰：脂用葱，膏用薤。郑玄曰：脂，肥凝者；释者曰膏。则猪脂、猪膏者，宜以凝释分之。

猪 肤

猪肤汤，上一方。

品 考

《礼运》① 曰：肤革充盈。疏云：肤是革外之薄皮，革是肤内之厚皮。然则猪肤者，猪之外肤也。

猪 胆

大猪胆汁导法、白通加猪胆汁汤、四逆加猪胆汁汤，上三方。

品 考

仲景之用猪胆唯三方，皆用其汁。是乃生猪胆汁也，非以干者为汁用之。本邦不畜猪，无所得其生猪胆矣。庶以干猪胆为汁，用之亦可乎！

獭 肝

獭肝散，上一方。

品 考

獭，乃水獭。

羊 胆

四逆加猪胆汁汤，上一方。方后云：如无猪胆，以羊

---

① 礼运：指《礼记·礼运》。

胆代之。

羊　肉

当归生姜羊肉汤，上一方。

蜘　蛛

蜘蛛散，上一方。

品　考

罗愿曰：蜘蛛布网于檐四隅，状如罾①，自处其中。飞虫有触网者，辄以足顿网，使不得解，乃此物也。其余不入药。

蛴　螬

大䗪虫丸，上一方。

品　考

邢昺②曰：在粪土者，名蛴螬。陈藏器曰：蛴螬身短足长，背有毛节，入秋化为蝉是③。

---

①　罾（zēng 增）：古代一种用木棍或竹竿作支架的方形渔网。

②　邢昺（bǐng 丙）：北宋经学家，字叔明，曹州济阴（今山东曹县西北）人。擢九经及第，官礼部尚书。撰《论语正义》《尔雅义疏》及《孝经正义》等，均收入《十三经注疏》。

③　蛴螬身短足长背毛有节入秋化为蝉是：语出《证类本草·卷第二十一·蛴螬》，原作"蛴螬居粪土中，身短足长，背有毛筋，但从水入秋蜕为蝉"。但非引录陈藏器，而是《证类本草》作者按语。

白 鱼

滑石白鱼散,上一方。

品 考

东洞翁曰:白鱼即白鲤鱼。李时珍引刘翰[1]曰:白鱼生江湖中,色白头昂,大者长六七尺[2]。

按:《史记·周纪》"白鱼跃入于王舟"者,即此物。

互 考

《大观本草》[3] 云:白鱼,甘、平、无毒,主去水气。大者六七尺,色白头昂,生江湖中。是乃《开宝本草》宋马志之说也。然白鱼之名,出于《周纪》,由来久矣。《广韵》鲛字注云:鲛,居夭切。《集韵》:举夭切,音矫;白鱼别名。李时珍云:白鱼,释名鲛鱼,音乔。白亦作鲌。白者,色也。矫者,头尾向上也。鲌,《唐韵》旁

---

① 刘翰:翰,原作"幹",据《本草纲目》改。刘翰,宋代医家,著有《开宝本草》。

② 白鱼生江湖中……长六七尺:文见《本草纲目·第四十四卷·白鱼》。

③ 大观本草:宋大观二年(1108),艾晟将唐慎微原作《经史证类备急本草》参校并补入陈承《重广补注神农本草并图经》之相关内容,冠之曰"别说"附于每药条目之后,改名《大观经史证类备急本草》,简称《大观本草》,实为《证类本草》之官版范本。此下引文见《大观本草·卷第二十一·白鱼》

陌切，音白。《博雅》：鮊，鮂也。字书皆以鮂为①《说苑》②宓子贱③阳桥鱼之桥。《说苑》及《尔雅翼》等皆作桥梁之桥，字书何以改桥为鮂，从鱼乎？阳桥本鲁地名，桥、鮂，竺④音乔，夫以所生阳桥之水之鱼名鮂乎？未知何是。《说文》《韵会》俱无鮂字。《玉篇》：鮂，奇兆切，白鱼也。字书盖由《玉篇》以为阳桥鱼之鮂乎？若由《说苑》阳昼⑤之言，则此白鱼者，其为鱼薄而不美者欤。由此观之，白鱼之名，本出于《周纪》"跃入于王舟"者，岂指衣书中白鱼乎？李时珍曰：形窄腹扁，鳞细，头尾俱向上，肉中有细刺。武王白鱼入舟即此。我肥藩江河中有此物，其形大抵似鲤，曰白鲤鱼；其味薄而不甚美，能利水愈肿，用之有效；渔人取而弃之，又非鲤类，疑此物真白鱼矣乎？俟后日试效。

衣中白鱼

《尔雅·释虫》：蟫⑥，白鱼。郭璞注：今衣书中虫，一名蛃⑦鱼。《别录》及《图经》《千金翼方》亦同。《千

---

① 鮂为：三三本、皇汉本此二字互乙。
② 说苑：西汉经学家刘向根据校书资料所编先秦至西汉的一些历史故事和传说。原二十卷，后仅存五卷，大部散佚，后经宋曾巩搜辑，复为二十卷。
③ 宓（mì 蜜）子贱：名不齐，字子贱，孔门弟子，七十二贤人之一。
④ 竺（dǔ 堵）：借作"都"。
⑤ 阳昼：春秋时鲁国隐士。宓子贱赴单夫（今属山东菏泽）县令前向他请教治政方略，阳昼以"阳桥鱼"喻之。
⑥ 蟫（yín 银）：衣鱼。
⑦ 蛃（bīng 兵）：衣鱼。

金方》《外台秘要》或曰衣中白鱼，或曰书中白鱼，又单称白鱼。虽然《本经》未尝以白鱼为本名，则古方所谓白鱼者，是必鱼部白鱼，而非衣书中白鱼矣。况又虫而得鱼名者，以其形稍似鱼，其尾又分二岐，故得蟫①及蛃鱼、壁鱼、蠹鱼之名。虽然但不可单以白鱼为本称也。后之用此者，能治小便不利，则益以衣中白鱼为古方白鱼矣。滑石白鱼散证曰：小便不利。此方本载于《金匮要略》小便利淋篇内，则盖淋家小便不利者主之。《本草》：衣鱼，主治小便不利。《别录》：疗淋。附方又载此方，主治小便不通。然则诸家皆以衣鱼为白鱼，明矣。虽然此方内白鱼未可知衣中白鱼否，并存此二物，以俟后之考订试效。

辨　误

凡药方内，有不以本名称，而以异名呼之者，不欲使人知其物也，是皆后世医家之陋也。独仲景之方，无以异名称之者。如彼乌头、附子、天雄，则以其年数形状称之；如彼芒硝、硝石、朴硝，则以其制之精粗、功之缓急取之；如彼白截酒、浆水，则以诸家所称之名呼之，或以诸家所传之方录之，盖无异义。按仲景撰用诸家之方，未尝变其方铭，依其所称而取之耳。然则如此白鱼散，当须依其本名矣。由是观之，白鱼者，盖非衣中白鱼明矣。明者其审诸。

---

① 蟫：原作"鱏"，据上文改。

文　蛤

文蛤汤、文蛤散，上二方，文蛤各五合。

考　征

文蛤汤证曰：渴欲得水而贪饮者。文蛤[1]散证曰：意欲饮水，反不渴者。又曰：渴欲饮水不止者。据此二方证，则文蛤者，不问渴不渴，能治意欲饮水者。

品　考

《唐本草》[2] 注曰：文蛤大者圆三寸，小者圆五六分，非海蛤之类也。

椿按：圆字疑围字之误矣。《蜀本图经》[3] 云：背上斑纹者，三月中旬采。陈藏器曰：文蛤，未烂时壳犹有纹者。椿又按：蛤蜊之小而有紫斑者是也。

雄　黄

雄黄熏方、疳虫蚀齿方，上二方。

品　考

凡雄黄者，以鸡冠色莹英者为上品。诸家本草可考。

---

① 蛤：原作"合"，据皇汉本及《金匮要略》改。
② 唐本草：即唐·苏敬（苏恭）所著《新修本草》。此下引文见《新修本草·卷第十六·文蛤》
③ 蜀本图经：又称《蜀本草》。五代后蜀韩保昇等将《新修本草》增补注释，并增附图解说。原书已佚，《证类本草》《本草纲目》等有引录。此下引文见《证类本草·卷第二十·文蛤》

矾 石

矾石丸、硝石矾石散、矾石汤，上三方。

品 考

矾石，白而莹净明亮者为上品。一种自然生者，如柳絮，名柳絮矾，为最上品。我藩阿苏山垂玉温泉多产此物。

戎 盐

茯苓戎盐汤，上一方。

品 考

戎盐即青盐。说详于诸家本草，可考。

辨 误

李时珍《本草》附方引此方，曰：小便不通，戎盐汤。用戎盐弹丸大一枚，茯苓半斤，白术二两，水煎服之，仲景《金匮》方云云。

按：《金匮要略》作小便不利。夫不利与不通，其证不同。不利者，虽少少利之，亦不快利之谓也。不通者，决不通利之谓也，即小便闭是也。故仲景于此方，谓之不利，而不谓之不通也。今考其病证，有所不同者。又戎盐汤上脱茯苓二字，唯分两不异而已。至谓水煎服之，则略其煮法，何其疏漏乎？又云：仲景《金匮》方。夫时珍之取仲景之方，往往如此。或云张仲景《金匮要略》，或云

《金匮玉函方》，引其书名亦不一定，录其煮法亦多略之。至如略引其书，则无害于治，今略其煮法服度，则恒医①苟取其法以施之病人，岂惟不无益其病而大害于其治矣。时珍之作本草也，其疏漏亦往往如此，况至于品目，其庶物亦自有阙略失其真者。天下医人，何其心醉彼人矣乎。

云　母

蜀漆散，上一方。

禹余粮

赤石脂禹余粮汤，上一方。

辨　误

宋版《伤寒论》赤石脂禹余粮汤方曰太一禹余粮。此方宜用禹余粮也，太一二字，后人妄添。说详于诸家本草。

代赭石

旋覆花代赭石汤，上一方。

品　考

赭石本出于代州者为上品，故得代赭石名，犹蜀椒、川芎。若得赤绛青色，如鸡冠有泽者，宜供治材，不必代州之物矣。

---

① 恒医：即"常医"，指普通医生。

真　朱

赤丸，上一方。此方内真朱为色，故得赤丸之名。

品　考

真朱者，即丹砂，丹砂即朱砂也。陶弘景曰：作末名真朱，即今辰砂也。凡以辰州物为良，故得辰砂之名，犹代赭石矣。

辨　误

和医①多不分朱砂与银朱，并呼为辰砂，往往用之，大误病人。银朱本出于水银，最有毒，可不辨乎哉！

黄　丹

柴胡加龙骨牡蛎汤，上一方。

品　考

黄丹，即铅丹。

白　粉

蛇床子散、猪肤汤，上二方。

品　考

白粉即铅粉，今胡粉也。《释名》曰：胡粉，胡糊也，脂和以涂面。《本草》粉锡条可考。

---

① 和医：日本医生。

黄　土

黄土汤，上一方。

品　考

黄土，即灶中黄土。

苦　参

当归贝母苦参丸、三物黄芩汤，上二方。

狼　牙

狼牙汤、乌头赤石脂丸，上二方。

品　考

狼牙，即《本草》草部狼牙草①。

辨　误

后世以狼兽之牙充之者，非也。岂有以狼兽牙汁，沥阴中之疮之理乎！

蒲　灰

蒲灰散，上一方。

品　考

蒲灰，诸家本草无所见焉。是盖香蒲草机上织成者，

---

① 狼牙草：《神农本草经·下经》牙子，一名狼牙。

《别录》方家烧用是也。李时珍《本草》蒲席附方载此方。

苇 茎

苇茎汤，上一方。

品 考

苇茎，乃芦苇之茎，去叶者也。《外台秘要》作锉苇；又引仲景《伤寒论》云：苇叶切一升。然则茎叶俱用之。

知 母

白虎汤、白虎加人参汤、白虎加桂枝汤、酸枣汤，上四方。

主 治

烦热。

考 征

白虎汤证曰：表有热；又曰里有热。白虎加人参汤证曰：大烦渴；又曰表里俱热，舌上干燥而烦；又曰发热；又曰身热而渴。酸枣汤证曰：虚烦。今由此诸证，则知母能治烦热。

麦门冬

麦门冬汤、竹叶石膏汤，上二方。

蛇床子

蛇床子散，上一方。

麻子仁

麻子仁丸，上一方。

品　考

麻子仁，疑非今大麻、火麻之类，别有考，不赘于此。

土瓜根

土瓜根散、土瓜根导法，上二方。

辨　误

土瓜根散，《脉经》作王瓜根散。《本草》或云土瓜，或云王瓜。《礼记·月令》作王瓜生。《吕氏春秋》作王善。《淮南子》亦作王瓜。则土字盖王字之讹也，宜呼王瓜根散。

品　考

王瓜，其壳径寸，长二寸许，上圆下尖，秋冬间熟，红赤色，子如螳螂头者是也。

干苏叶

半夏厚朴汤，上一方。

葱　白

白通汤、白通加猪胆汁汤，上二方。

败　酱

薏苡附子败酱散，上一方。

品　考

败酱，后世或以白花者为真物，然今以黄花者试之有效，故我门不取白花者。

瓜　子

大黄牡丹汤，上一方。

品　考

瓜子，用甜瓜子仁，今或权用冬瓜子。

瓜　瓣

苇茎汤，上一方。

品　考

瓜瓣乃瓜瓤。《说文》：瓣，瓜中实也。

莞　花①

小青龙汤加减法内有莞花，本方无所用之。

---

① 莞（ráo 饶）花：芜菁的别称。

瞿　麦

栝蒌瞿麦丸，上一方。

薯　蓣

八味丸、栝蒌瞿麦丸，上二方。

商　陆

牡蛎泽泻散，上一方。

海　藻

同上，上一方。

葵　子

葵子茯苓散，上一方。

品　考

凡方称葵子者，即冬葵子。

干　漆

大䗪虫丸，上一方。

皂　荚

桂枝去芍药加皂荚汤、皂荚丸，上二方。

蜀 椒

大建中汤、乌梅丸，上二方。

椒 目

防己椒目葶苈大黄丸，上一方。

乌 梅

乌梅丸，上一方。

秦 皮

白头翁汤，白头翁加甘草阿胶汤，上二方。

檗 皮

白头翁汤、白头翁加甘草阿胶汤、栀子檗皮汤，上三方。

山茱萸

八味丸，上一方。

柏 叶

柏叶汤，上一方。

品 考

凡药方内称柏叶者，皆用今侧柏叶。

竹 叶

竹叶石膏汤，上一方。

品 考

凡方内称竹叶者，用淡竹叶也。诸竹亦可补其阙。

竹 茹

橘皮竹茹汤，上一方。

品 考

凡方内称竹茹者，用淡竹之茹。若无，则诸竹亦可权用。

乱 发

猪膏发煎、滑石白鱼散，上二方。

人 尿

白通加猪胆汁汤，上一方。

上七十又八品，仲景一二方剂但①使用之，故无所取其征者。如彼粳米之于白虎汤、附子粳米汤、竹叶石膏

---

① 但：三三本、皇汉本作"俱"。但，只，仅仅。

汤、麦门冬汤［批］桃花汤①七证也，小麦之于甘草小麦大枣汤证也，赤小豆之于瓜蒂散证也，胶饴之于大小建中汤二证也，鸡子白之于苦酒汤证也，矾石之于矾石丸、硝石矾石散、矾石汤三证也，土瓜根之于土瓜根散证也，干苏叶之于半夏厚朴汤证也，瓜子、瓜瓣之于大黄牡丹皮汤、苇茎汤二证也，皂荚之于皂荚丸、桂枝去芍药加皂荚汤二证也，蜀椒之于大建中汤证也，秦皮、白头翁、檗皮之于白头翁汤二方证也，山茱萸、薯蓣之于八味丸证也，是所以其日用试效者也。虽然皆在于成方妙用如何而已，不必在于取一味一味之功，则又无所以取其征者。故东洞翁于此七十余品，盖阙如。但粳米之于方也，凡七首，此物之于民食也，其美与锦比焉，其功亦所以最大者，故又治其疾病亦多其功，而本草不载此物者何矣？唯陶弘景《别录》始载粳米治病之功，曰益气、止烦、止渴、止泄，不过此四功也。盖仲景之用粳米也，白虎汤三方证曰大烦渴，或曰舌上干燥而烦、欲饮水数升，或曰口燥渴，或曰渴欲饮水、口干舌燥，或曰热、骨节疼烦；竹叶石膏汤证曰逆欲吐；麦门冬汤证曰大逆上气。大逆者，上逆也。上逆则必烦渴，烦渴则舌上必干燥，是粳米有止烦止渴之功也。桃花汤证曰下利，又曰下利不止；附子粳米汤又能治腹痛下利，是粳米有止泄之功也。故陶弘景尝见此数方之

---

① 桃花汤：此三字原作眉批，因方中亦用粳米，当为补阙文字，故插入此处。

证，以为粳米止烦、止渴、止泄也。益气者，是其①家言，非疾医之事矣。近世称古方家者，以为民生常食之物，安能治彼病毒矣乎？是未知粳米之功，取征于此七方也。夫粳米若作谷食，则实为氓②民生命；作之药物，则又足以为治病大材。犹生姜、大枣，作之菜果，则足以养性；作之药物，则大有力于治病毒也。虽然仲景之用粳米也，有其主治，未可悉知者，唯存而不论亦可也。《肘后方》有粳米一味，治卒腹痛之方。由此观之，又附子粳米汤之治腹中雷鸣彻痛，桃花汤之治下利腹痛，亦似偏取粳米之功矣，犹小麦之治急也。如彼白酨酒，则中华人家常所造酿者也，经日易损，故不能久藏蓄之。我邦饮物，未尝用白酨酒矣，故无敢造酿者。假令医家虽欲常藏蓄之，未能每每造酿之，则岂得备于不虞矣乎？苟亦每每造酿之，不堪其费之多也。故若遇胸痹之病，则白酨酒其何所取之？是我古方家之所叹也。呜呼！皇和与中华土宜之所然也，我其无如之何而已。此外若有往往试之者，俟他日之论定考征云尔。

安永戊戌初夏十二日

---

① 其：与上下文不属，疑当作"饵"或"服饵"。
② 氓：古代指外来居民。

校注后记

一、作者生平与事迹简介

村井椿，字大年，号琴山。生于日本享保十八年（1733），卒于文化十二年（1815）。肥后（今熊本）人。先后师从古方派医家香川修庵、山胁东洋、吉益东洞，而得吉益氏之学最多，受其影响也最大。其师从上述诸家之具体年份不得而知。据《药征续编》之"附言"载，天明七年之前二十年，即明和四年（1767），他在离开吉益氏之后又游于师门，而得再受教诲。至天明七年，村井椿已行医三十年之久，则其初行医时间当在宝历七年（1757），时年24岁。他的行医活动主要在以熊本为中心的日本西部，作为古方派继承人的杰出代表，医名颇盛。吉益东洞之子吉益猷在《药征续编序》中写道："村井大年……笃信吾先考东洞翁，治旧疴，起废疾，名声振西海。"他自己在"附言"中称，明和四年他再次拜见老师时，东洞先生曾对他说："游我门之士，不下数百人。虽然有传方之人，而无传道之人也。吾子其勉旃。"于是寄希望于村井。村井几乎受宠若惊，遂积极推崇东洞之学说，不遗余力。《药征续编》一书，不但完全遵从老师原法，且多以溢美之词以赞师，尊崇之心无以复加。

二、《药征续编》版本考证

据《中国中医古籍总目》、国内主要图书馆藏书目录及有关文献考证，截至民国止，本书主要有以下版本：

1. 日本天明五年（1785）刻本（藏上海中医药大学图书馆）。

2. 日本宽政六年（1794）橘尾清刻本（藏中国医学科学院图书馆）。

3. 日本宽政八年（1796）刊本（藏日本早稻田大学图书馆）。

4. 日本文化九年（1812）刻本（藏北京大学图书馆）。

5. 1924年杭州三三医社铅印三三医书本（藏中国中医科学院图书馆等）。

6. 1936年世界书局铅印皇汉医学丛书本（藏南京图书馆等）。

经过查阅上述各图书馆现存藏书目录，基本情况是：中国医学科学院图书馆所藏宽政六年橘尾清刻本、北京大学图书馆所藏文化九年刻本，均已不见，其余版本尚存。而上海中医药大学图书馆现存版本，并非天明五年本，是文化九年本。考其原因，可能是其封底（图1）有"天明五年乙丑五月发行"字样，导致登录错误。观其下行有"文化九年壬申十月归版"款记，可见上句只是记录本书初刊时间，而此次出版却是文化九年。天明在前，文化在后，天明年的本子是不可能有"文化"字样的。

通过对现存版本的对照研究，本书存在两种版本系列，二者在版制、内容及装订排序上均有所不同。一是宽政八年本、文化九年本系列，它们实际是同一版本，只是印刷时间不同；一是三三医书本、皇汉医学丛书本系列，它们是日本明治以来传到中国并在中国重新刊印的版本。

　　我们将早稻田大学图书馆藏宽政八年本与上海中医药大学图书馆藏文化九年本进行了比较，发现二者版面完全一致，毫无差别，不但字形一致，连版框边线偶然的断裂都一模一样（图2～图7）。所不同的是，前者没有标示出版堂记的扉页（版权页），后者则有（图8）。

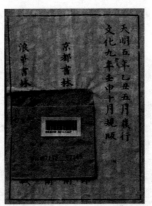

图1　文化九年本（封底）

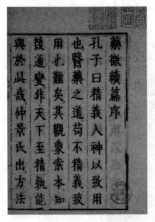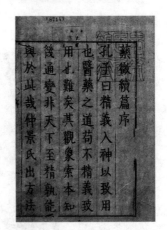

图2　宽政八年本（序）　　　图3　文化九年本（序）

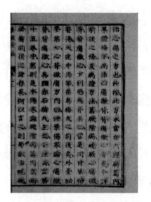 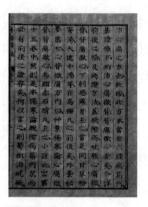

图4　宽政八年本（卷上三）　图5　文化九年本（卷上三）

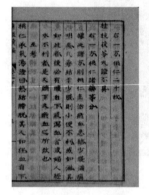 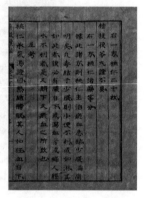

图6　宽政八年本（卷下三）　图7　文化九年本（卷下三）

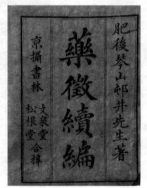

图8　文化九年本（版扉）

也就是说，现存两种日本原版古籍，应是同一版本的两次印刷。又据文化九年本书后落款，此本最早刊行于天明五年（1785），推知宽政八年本与文化九年本可能都是从天明五年本而来。天明五年本虽然已难以见到，但宽政八年本与文化九年本却并非天明五年本原样，因为后两种版本的序写于宽政丙辰（1796）年。或许序是后加的，而正文也可能继承了天明五年原版。由此又可知，文化九年本实际是宽政八年本的再印。

三、作者主要学术思想研究

作者的主要学术思想，继承于其老师吉益东洞。吉益东洞（1702—1773），名为则，字公言，东洞是其号。年少时究心于武艺兵学，后改入医门。他博览群书，从《素问》《灵枢》《诸病源候论》《千金方》，到后世金元四大家，从四书五经到诸子百家，无不涉猎。1738 年，东洞移居京都，得到宫廷侍医山胁东洋的赞赏与推荐，遂名蜚朝野。1762 年，他选编《伤寒论》《金匮要略》之方，名《类聚方》，出版后大受欢迎。1764 年，他又精选《伤寒论》方，对其适应证作了简要的说明，书名《方极》。以后又陆续编著了《药征》《医事或问》《古书医言》，以及东洞门人集其旧论治验而成的《医断》《东洞遗稿》《建殊录》等。在这些著作中，东洞力倡仲景古方，反对后世派医学，为古方派提出了较为具体的理论，而成为日本古方派的中坚人物。东洞成名后，追随者日众，门人甚多。村井椿在师从香川修庵、山胁东洋等名家之后，最终也投入东洞门下，从而成为宣扬东洞学术的得力干将。

考村井椿所倡东洞学术，主要体现在以下三个方面。

1. 摒弃各家，独尊仲景

古方派是日本江户时代出现的汉医流派，开始于名古屋玄医，主张回到张仲景《伤寒论》的古医学，与清朝出现的经方派立场相近。

日本的室町时代，田代三喜将中国宋金时期的汉医学传入日本。特色是尊奉李东垣、朱丹溪的学说，强调阴阳五行及经络学说为主。在江户期代初期，以曲直濑道三为中心，李朱学说继续成为日本汉医界的核心。但至名古屋玄医时，开始提倡医学复古论，要求废止李朱医学，回到张仲景的古医学。在名古屋玄医之后，出现了后藤良山、香山修德、松原一闲斋、山胁东洋、吉益东洞等医家，他们自称为古方派，并指称传统的李朱医学为后世派。他们取代了传统医学的地位，成为德川时期日本汉医学的主流。村井椿在继承古方派学术思想方面，达到了像宗教信仰一样的极端崇拜。

其一，否认《内经》《神农本草经》作为医学的经典，认为那些学说在医学中并没有多大的作用。他在《药征续编·附言》中说："《素问》《九灵》之说，医也理也；《本草》之说，治也妄也。妄之与理，君子不依。"又说："苟不取征于仲景氏之言，则言皆不得不取之于己之臆度。"

其二，排斥后世医家对于医学的贡献和学说，否认其实用性。晋代王叔和编《伤寒论》，医界一直认为他是仲景学说的大功臣。但村井氏却说："王叔和撰次《伤寒论》，多有自家臆测与附会。后世宗之，故非仲景原法。"他认为，诸家本草皆多臆说，并不合于临床治疗。他说："诸家本草不合于治，今为阴阳与服饵而设。陶氏强行纠正。"对于在中国医药学地位很高的李时珍及其《本草纲目》，村井也不大看得上。他在论酒时说："彼人未得知仲景用白酒之意也。彼是一草医，但好本草家之言者也，不足深责之。"又说："夫时珍之取仲景之方，往往如此。或云张仲景《金匮要略》，或云《金匮玉函方》，引其书名亦不一定，录其煮法亦多略之。至如略引其书，则无害于治，今略其煮法服度，则恒医苟取其法以施之病人，岂惟不无益其病而大害于其治矣。时珍之作《本草》也，其疏漏亦往往如此，况至于品目，其庶物亦自有阙略失其真者。天下医人，何其心醉彼人矣乎。"其理由是，这些文献所描述的药物性能，都是不可证实的，都是私心臆度的产物。因此，用药种类繁多的许多古方文献，必然成为其抛弃的对象。他说："古方之药不可征，故亦不对证。"于是，要深究药物的实际性能，只有从仲景方中去探讨，才是可靠的。

上述思想可以说是古方派要求复古的立论基础和事实证据。公正地说，这些论点自有其实际意义，或者为纠正空谈时弊所设，都是可以理解的。然而，这些论点终究是偏激的。

2. 守疾医门，走实证路

"疾医"一词，最早见于《周礼》，但古方派所说

"疾医"一词虽与《周礼》有关，但其分类方法却有所不同。《周礼·天官》记载，周代分医学为四科，即"食医""疾医""疡医"和"兽医"，其中"疾医"相当于现在的内科医生。而吉益东洞在《医事或问》说："古昔医有三，曰疾医，曰阴阳医，曰仙家医也。《周礼》所谓疾医，见定病毒所在，视其毒，处方取去病毒，故尽愈诸病疾苦；扁鹊仲景所为是也。阴阳医不视病之所在，唯以阴阳五行相生相克论病，皆臆见，故非明白之治；汉之太仓公是也。仙家医炼气或服炼丹，为人而习功同造化之事，故行者少，害亦少；葛洪、陶弘景、孙思邈等是也。"显然，《周礼》之"疾医"为医学之分科，而吉益所论"疾医"乃医法之门派。

　　古方派将春秋战国以来我国医学流派演变的趋势进行了大致归纳。以汉之前（包括汉代）医学之主流及其特点称为"疾医"时代，其特点是原始、古朴，重经验与实用。古方派看重的正是这一点，他们期望的复古，就是要恢复医学原始状态的古朴与实用。"阴阳医"始于西汉，代表人物是太仓公淳于意。其实阴阳五行理论早在春秋战国就已经大肆流行，其结果是《黄帝内经》的问世。但能够将之运用于临床实际，还需要一个过程。太仓公受高人指点，医名大盛。但是阴阳五行学说过于理性化，一般人难以真正悟透，故多停留于词语表面，落入玄虚空谈之中，而要想以此成为大医，何其难也。相比起来，"疾医"的方法就来得直观、易学、实用。这正是古方派选择"疾医"而抛弃"阴阳医"的内在缘由。"仙家医"不以治病为目的，古方派亦所不取。但此派影响不大，故亦不在防范之列。古方派认为正是"阴阳医"的兴起，导致"疾医"绝灭，以致后世越行越远。

村井椿通过《药征续编》，极力推崇"疾医"的理念。但他却感叹老师的学术未能得到更好的继承，以致东洞之教亦日趋湮灭。他在"附言"中写道："先师没后，仲景氏之方法熄矣。"又说："先师之医者，然未尝闻有得先师本旨者。若有其人，亦或有专长于下剂者；或有纯执家塾方者；或有二三执仲景之方，七八取唐宋之方者；或有取己之臆，负东洞之教者；或有学无其力，业无其术，称古今并执者。其次者，或有一端，称奉东洞之教，终行后世之方者；或有谓东洞之教，偏于古而不知今者；或有谓东洞之术，便于痼疾，而不宜于平病者。如此抑末，不足以挂以齿牙矣。"

既然要行仲景之方法，就必须重视实证。东洞所著《药征》，乃是垂范之作。论药性不尚空谈，务求实证，故称"药征"。若一药之性能无可证实，即为不可征，即为不可信。东洞所著《药征》，论药五十三品，品品有征。村井继老师未完之业，补征十种，紧随老师步法，种种皆有实据。故其言道："十品者，常用之物，而本编所不载也。是乃余之常用所征，而所得其功效者也，是所以私窃补先师之遗也。又未尝取之于己之臆度，而所以征之于日用之事实，试之于日用之证候者也。"这是他谨守实证之原则，而向读者作出的保证。

3. 倡万病一毒，论药毒即能

古方派论毒二，一为"病毒"，一为"药毒"。所谓"病毒"，即认为形成疾病的根本原因，皆在于"毒"，因而有"万病一毒"的理论。所谓药毒，即认为凡能治病的药物皆具毒性，此毒性即是药物的性能，故又有"毒即能、能即毒"的理论。二者相加，即成"以毒攻毒"之事，即医人治病之原理。

（1）万病一毒论

"万病一毒"论出于吉益东洞，是在后藤艮山"一气留滞论"的基础上发展而成。他说："万病唯为一毒，去其毒，则目之不明也明，耳之不闻也闻。"此毒之来，东洞认为是"水谷之浊气所成"，而非别途外来，与我们通常所说的"病毒"完全不同。故东洞又说："饮食留滞则为毒，百病系焉，诸病出焉。在心下为痞，在腹为胀，在胸为冒，在头为痛，在目为瞖，在耳为聋，在背为拘急，在腰为痿躄，在胫为强直，在足为脚气，千变万怪，不可名状矣。"是皆因人体先积其毒，伏藏于内，遇天时变化，外邪触动，毒乃发而为病。故东洞又云："譬如人病，有毒于内，则因天令而毒动，病；无毒于内，则天令虽烈，不病也。"不但无毒之人可以不病，虽有毒而毒不动亦不病。故东洞举怒为例云："夫怒者非病，情也；病者非情，毒也。故因怒而毒动则病，毒不动则虽怒不病。"

村井氏将上述理论用于对药物治病原理的分析上。《药征续编》全篇，凡论病机之处，皆从"毒"立论。在村井看来，能引发疾病的内在病理因素，亦即用药治疗的目标指向，就是那无所不在的"毒"，故中医传统所说的痰饮、水气、瘀血之类，皆属于毒。

《药征续编》桃仁篇提出"毒痛"的概念："下瘀血汤方治脐下毒痛，及妇人经水不利毒痛者。故后人此为腹中有干血著脐下，夫不问干血也否，苟有脐下毒痛证，则宜与此方。"此处"毒痛"的原因，可能是干血，若无干血则仍为瘀血，都可用下瘀血汤治疗。

巴豆篇论及鬼恶之气，甚为精彩："若夫天地之间，有恶者，有鬼者，有尸者，有疰者，有停者，有忤者，亦人无一毒畜积于身躯间者，则是恶是鬼，亦岂有注之击之、中之忤之者矣乎？此人尝有一毒畜积于身躯间者，故是恶是鬼，亦能疰之击之、中之忤之也，医者宜治其一毒而已。"

张仲景在《伤寒论》中多次论及痰饮、水气为病，村井皆归纳为"水毒"。如蜀漆篇云："胸腹动剧者服之，则其人必吐水数升……动是水毒明矣。"又说："疟之为病，亦水毒之所为矣。"生姜篇云："呕吐者，是水毒之上逆者也。"其药物，则如赤石脂主治水毒下利；蜀漆能吐水毒等等。

（2）药毒即能论

病既为毒，则治病之药亦必毒物，否则平常之物不足以对抗疾病之毒，唯有与致病之毒力相当的"毒药"，才能通过"以毒攻毒"而至于和平。这是古方派坚信药即毒、毒即能的思想基础。

药即毒的理论，源于上古。《素问·五常政大论》说：

"大毒治病，十去其六；常毒治病，十去其七；小毒治病，十去其八；无毒治病，十去其九。"但是古方派所说的药毒与《素问》所说并不完全相同。《素问》所言"毒"，是指药物的品味，凡药性猛烈，虽能攻邪亦伤正气的药物，称为"毒"或"毒药"其所指更多地指向其有害的一面。而古方派所说的"毒"，就是指药物的性能，药中之"毒"正是承担治病攻邪任务的主角。东洞云："药皆毒也。毒毒于毒而疾乃瘳。"谷肉果菜，《素问》归于无毒，用主病后调养。但东洞却说："谷肉果菜用为药，则有攻之意，故药皆毒也。譬如甘麦大枣汤，三味为食料则无毒，用药方中肯綮则大瞑眩，或吐泻或发汗，而其毒解，疾乃瘳。"

村井论药，一承东洞先生原意，皆从毒以论药性。他在"附言"中引用老师的话，直接指明药之毒与其作用的关系："东洞翁有言曰：药之为毒，毒即能，能即毒。"

在论述蜜与其他药物配伍的作用方面，村井提出蜜能"助毒"的观点，而推翻了以往认为蜜能解白药毒的旧说。他所说的"助毒"，并非助他药毒害之义，而是助他药以治病，有增强疗效的意思。他通过对用蜜诸方的对比考征，挖掘出古方用蜜的真正含义。他写道："故理中丸、八味丸、栝楼瞿麦丸、半夏麻黄丸、赤丸、桂枝茯苓丸、麻子仁丸、矾石丸、皂荚丸、当归贝母苦参丸、乌头赤石脂丸，上十一方，皆蜜和为丸，是弗助诸药之毒耶？故如乌头、附子、巴豆、半夏、皂荚、大黄，皆以蜜和丸，则倍其功一层矣，是其征也。若或以糊为丸，则必减其功之半。常试有验，无不然者。余故曰：蜜能助诸药之毒矣。"针对蜜能解毒的旧论，他反问道："蜜若解百药毒，则仲景之方，何其用蜜之多乎？"

然而，"毒"能害人本是一个常识。古方派提出"毒即能、能即毒"难免与常识的思维习惯相悖。这里就需要一个澄清概念的过程。村井意识到这一点，他在讨论甘草粉蜜汤所主"药毒不止"时，顺便对"害人毒药"与"攻病毒毒药"之"药毒"进行了仔细分辨。他写道："所谓药毒者，非攻病毒毒药之药毒，而必是害人毒药之药毒矣，故曰药毒不止烦闷者。所谓烦闷者，非攻病毒毒药之烦闷，而害人药毒之烦闷也。苟止攻病毒毒药之烦闷者，非疾医之义矣。烦闷是毒药之瞑眩也，岂其止之可乎？余故曰：此药毒者，非攻病毒毒药之药毒矣。"

四、《药征续编》学术成就探讨

《药征续编》全书共三卷。其中正文两卷，附录一卷。正文两卷，分为卷之上、卷之下，共论药 10 种，包括赤石脂、栝楼根、蜀漆、生姜、桃仁、巴豆、蜜、䗪虫、虻虫、阿胶。附录讨论非常用药 78 种。另外还有"附言"十七则。通观全书，其学术成就主要体现在以下几个方面。

1. 征药十品，续补《药征》之未完

吉益东洞作《药征》，征药五十三品，通过对药物性能的深入考察，体现了古方派强调复古、重视实证的治学特点。正如《三三医书·药征续编提要》所言，可惜"伟业未竟，人遽云亡。"考《药征》所征药品，皆仲景常用之药，亦东洞日用之物，故既多书证，亦易实证。然观仲景诸方所常用，诸医日用所常取，定不止于此，故村井氏认为东洞乃是"未终之而没者也"。村井续征药物十种，固必仲景常用之药，诸医日用之物。但其所作，其意义不单单是续补《药征》之未完，更是展现了村井治学之成果。《药征》之五十三药，乃是东洞所学所征，而《药征续编》之十品，乃是村井独到之所学所征，是其独到之体会。正如他在本书"附言"中所说："是乃余之常用所征，而所得其功效者也，是所以私窃补先师之遗也。又未尝取之于己之臆度，而所以征之于日用之事实，试之于日用之证候者也。"

村井征药，一从其老师的旧规。阅《药征》体例，每药先记此品主治，然后以"考征（或考证）"项，逐条考征仲景原书应用例方及其主治叙述；再继之以"互考""辨误""品考"等。《药征续编》与《药征》体例完全相同，不但体例一致，其语言风格亦颇相似。村井其尊崇先生，理当亦步亦趋。

村井又论及其征药方法，不但其本人如是征法，实际上东洞亦是如此。总结其征法，包括三个方面：

其一，取征于仲景之方法及其用药。村井写道："是以先师之为《药征》也，仲景之方，取征于仲景之法；仲景之法，取征于仲景之药。"

其二，取征于六经史子及两汉以上之书。观东洞氏之学，不但精于医学，而且兼通诸经，颇中国文人习医之典范。读其《古医书言》，不得不叹其涉猎之广。于是村井亦知，医学当与诸家经典相互映证，医理亦当合于六经史子及诸名家之学。所以，其所征药物，亦取六经史子及两汉以上之书，以征医理，以证药性。如东洞反对人参大补元气之说，认为元气乃天之所赋，不可人为。为了证实其观点，他征之于两汉以来诸家："虽然元气之说圣人不言，故经典不载焉，战国以降始有斯言。《鹖冠子》曰：天地成于元气。董仲舒《春秋繁露》曰：王正则元气和顺。扬雄解嘲曰：大气含元气。孔安国《虞书注》曰：昊天谓元气广大。《汉书·律历志》曰：大极元气，函为一。班固《东都赋》曰：降烟煴，调元气。此数者，皆言天地之元气，而非人之元气也。"村井征栝楼名实云："《尔雅》曰：果蠃之实栝楼。郭璞曰：今齐人呼之为天瓜。李巡曰：栝楼，子名也。据此说，则根名果蠃，子名栝楼。"

其三，取征于某书某篇某人某言以示其事实。六经史子、两汉之书，固然颇有权威，不可等闲视之，其证据之分量足矣。若平常之人、平常之书，即无此权威与分量。但若所言是事实，则虽平常人或平常书，亦堪取征。说到底，作者自己的临床实验当然也是理所当然的证据。

2. 继承仲景，发扬古方派学术

古方派学术的主旨是复古，而复古以继承和发扬仲景学术为重点。甚至除了仲景以外，他们并不认为还有什么别的东西让他们感兴趣。《药征》所征药物，皆仲景方所用药，《药征续编》所征药物亦尽是仲景方所用药，甚至附录所述 78 种，无不是仲景方所用药。村井之继承古方派学术，亦即独尊仲景，摒弃晋唐以后所有医家之学术及其著作。这种极端的做法，虽不一定完全正确，但其追求学术之精纯，用心颇为良苦。

古方派认为，医学之主流乃是疾医，载于《伤寒论》等书之仲景之学，是唯一幸存的疾医之学，而晋唐以后，阴阳医兴起，疾医于是灭绝。所以要复古，只能复仲景之学，而不取晋唐以后之诸流派。但从论述药物来说，他们认为只有从仲景方才能探索出药物的真实功效，而此后的医药诸书所载药物，其性能皆无可考征，故皆当不取。村井在"附言"中写道："晋唐以降之方之存也，有若《肘后方》，有若《千金方》，有若《外台秘要》，其方垂数千，今欲取之，而征之于其法，无一可征之于其法之方。何其无一可征之于其法之方耶？无药之可征之于其证之方也。无药之可征之于其证之方，则无方之可对之于其证之法也。方之不对于其证也，病何以治哉。苟施其方而谓之治者，非偶中则病自愈之时，与毒自静之时也。医人其着眼于此，则疾医之道，明明察察。"

村井认为，在探索仲景之学、恢复疾医传统方面，至吉益东洞先生，则达到顶峰，唯有东洞先生，才能独得仲景之心法，于是他在书中一而再、再而三地推崇老师的学术。如他在"蜀漆"篇写道："虽然，二千年来，诸医之说诸家本草，何其不载龙骨、牡蛎、蜀漆之本功矣乎？或云牡蛎之咸消胸腹之满，或云龙骨、牡蛎收敛神气，或云蜀漆辛以散之，或云龙骨、牡蛎之涩以固之，未尝见言之及治动之功者，又未尝知动之为诸病内候之主证也。吾东洞翁，生于二千年之下，始知龙骨、牡蛎、蜀漆之功。其说详于本条之下，是诚二千年来不传之说，而翁独得其旨者，不亦伟乎？韩退之尝推尊孟子，以为功不在禹之下。余以为翁之有功于我医，不在仲景之下矣，是非余之过论也。"

特别值得说明的是，村井终于领悟到到仲景方的真实来源，并告诉人们仲景方能治万病的重大发现。他在"清浆水"一篇中写道："凡仲景之方，非仲景所自制之方也。盖撰用古人之成方，而取其纯粹者也。"在蜀漆篇又说："晋唐以来，世医之见仲景之方也，皆以为惟治伤寒矣。故如彼葛洪、孙思邈、王焘、许叔微之书，皆知备仲景之方于伤寒门，而未尝知治万病矣。殊不知仲景本取治万病之方，以治伤寒矣。"此言一出，特将仲景之学突出于医学巅峰之上，亦为古方派的复古学说奠定了不可动摇的理论基石。

3. 辨析方药，纠正诸家之舛误

村井之辨析药物，征其功效性能，及从药论方论治，不改《药征》之原法，尽显其深入、细致之风格。所述所论，字斟句酌，字字珍贵。尤其是通过反复考征，纠正诸家之舛误，实有功于仲景，亦有功于古方派之学术弘扬。即对我们今天研究认识药物性能，学习仲景学术的精神，亦具有重要借鉴意义。征药举例：

①征栝楼辨药名："凡仲景之方，栝楼桂枝汤、栝楼瞿麦丸、柴胡去半夏加栝楼汤，及牡蛎泽泻散、柴胡桂枝干姜汤二方内，栝楼皆当作果蓏。若作栝楼，则当须加根字。不然，与子相混，不可不改焉。又小陷胸汤、瓜蒌薤白白酒汤、瓜蒌薤白半夏汤、枳实薤白桂枝汤方内，瓜蒌

实皆当作栝楼也，实字当削之。"

②征蜜与甘草不同："盖甘草者，诸方多用之，蜜则不然。由是观之，蜜调和百药之说，最可笑矣。虽然若谓之治结毒疼痛急迫，则谓之与甘草同功亦可也。然则蜜有能缓病之急之功也，大抵与甘草相似矣。"

③征蜀漆之治动："据此诸方，则蜀漆之为功，古来未尝谓治动矣。然疟疾及惊狂火逆诸证，必有胸腹脐下动剧者。故见其有动者而用之，则诸证无不治者。然则蜀漆者，治胸腹及脐下动剧者明矣。"

辨方举例：

①辨茯苓泽泻汤治呕渴饮水："茯苓泽泻汤方：生姜四两。但云胃反，吐而渴欲饮水者。今有吐而无呕者，盖属脱误……夫胃反者，吐食也。然则此胃反吐之吐字，盖呕字之误可知矣。不然属重复。若作呕字，则其义始稳当，其证亦可谓具而已。"

②辨桃仁承气汤治少腹急结满痛："桃仁承气汤证曰：热结膀胱，其人如狂，血自下，下者愈……然则桃仁治少腹急结满痛明矣。后世医者，未见其血自下，而但见少腹急结，以为热结膀胱，岂不想象之治乎？余故曰：热结膀胱四字，后人妄添可知焉。下者愈，《脉经》作下之则愈，为是。"

③辨乌头赤石脂丸当有乌梅："则蜀椒治蛔厥，干姜治下利腹痛，乌头、附子并治四肢厥逆，赤石脂惟治下利。由此观之，此方岂惟治心背彻痛乎？余尝疑乌梅能治蛔，故蛔厥心痛彻背、背痛彻心，则此方不可无乌梅矣。

然则乌头是乌梅之误矣乎。凡仲景之方，无乌头、附子并用者，则益知乌头是乌梅之误矣。"

日本古方派与中国清代的经方派在学术主张上颇多相似，但日本医家除了尊崇仲景学术以外，又有自己独特的观点，并非完全的"复古"，或并非要求恢复原始的"真古"，他们不过是想借复古之大旗而进行医学革新。通过梳理《药征续编》的版本源流，探讨作者的学术成就，特别是通过研究作者与日本古方派大师吉益东洞的学术渊源关系，可以较为完整地展现日本古方派的学术内涵和成就。

总 书 目

医　经

内经博议

内经提要

内经精要

医经津渡

素灵微蕴

难经直解

内经评文灵枢

内经评文素问

内经素问校证

灵素节要浅注

素问灵枢类纂约注

清儒《内经》校记五种

勿听子俗解八十一难经

黄帝内经素问详注直讲全集

基础理论

运气商

运气易览

医学寻源

医学阶梯

医学辨正

病机纂要

脏腑性鉴

校注病机赋

内经运气病释

松菊堂医学溯源

脏腑证治图说人镜经

脏腑图说症治合璧

伤寒金匮

伤寒考

伤寒大白

伤寒分经

伤寒正宗

伤寒寻源

伤寒折衷

伤寒经注

伤寒指归

伤寒指掌

伤寒选录

伤寒绪论

伤寒源流

伤寒撮要

伤寒缵论

医宗承启

桑韩笔语

伤寒正医录

伤寒全生集

伤寒论证辨

伤寒论纲目

伤寒论直解

伤寒论类方

伤寒论特解

伤寒论集注（徐赤）

伤寒论集注（熊寿试）

伤寒微旨论

伤寒溯源集

订正医圣全集

伤寒启蒙集稿

伤寒尚论辨似

伤寒兼证析义

张卿子伤寒论

金匮要略正义

金匮要略直解

高注金匮要略

伤寒论大方图解

伤寒论辨证广注

伤寒活人指掌图

张仲景金匮要略

伤寒六书纂要辨疑

伤寒六经辨证治法

伤寒类书活人总括

张仲景伤寒原文点精

伤寒活人指掌补注辨疑

诊　　法

脉微

玉函经

外诊法

舌鉴辨正

医学辑要

脉义简摩

脉诀汇辨

脉学辑要

脉经直指

脉理正义

脉理存真

脉理宗经

脉镜须知

察病指南

崔真人脉诀

四诊脉鉴大全

删注脉诀规正

图注脉诀辨真

脉诀刊误集解

重订诊家直诀

人元脉影归指图说

脉诀指掌病式图说

脉学注释汇参证治

针灸推拿

针灸节要

针灸全生

针灸逢源

备急灸法

神灸经纶

传悟灵济录

小儿推拿广意

小儿推拿秘诀

太乙神针心法

杨敬斋针灸全书

本 草

药征

药鉴

药镜

本草汇

本草便

法古录

食品集

上医本草

山居本草

长沙药解

本经经释

本经疏证

本草分经

本草正义

本草汇笺

本草汇纂

本草发明

本草发挥

本草约言

本草求原

本草明览

本草详节

本草洞诠

本草真诠

本草通玄

本草集要

本草辑要

本草纂要

药性提要

药征续编

药性纂要

药品化义

药理近考

食物本草

食鉴本草

炮炙全书

分类草药性

本经序疏要

本经续疏

本草经解要

青囊药性赋

分部本草妙用

本草二十四品

本草经疏辑要

本草乘雅半偈

生草药性备要

芷园臆草题药

类经证治本草

神农本草经赞

神农本经会通

神农本经校注

药性分类主治

艺林汇考饮食篇

本草纲目易知录

汤液本草经雅正

新刊药性要略大全

淑景堂改订注释寒热温平药性赋

用药珍珠囊 珍珠囊补遗药性赋

方 书

医便

卫生编

袖珍方

仁术便览

古方汇精

圣济总录

众妙仙方

李氏医鉴

医方丛话

医方约说

医方便览

乾坤生意

悬袖便方

救急易方

程氏释方

集古良方

摄生总论

摄生秘剖

辨症良方

活人心法（朱权）

卫生家宝方

见心斋药录

寿世简便集

医方大成论

医方考绳愆

鸡峰普济方

饲鹤亭集方

临症经验方

思济堂方书

济世碎金方

揣摩有得集

亟斋急应奇方

乾坤生意秘韫

简易普济良方

内外验方秘传

名方类证医书大全

新编南北经验医方大成

临证综合

医级

医悟

丹台玉案

玉机辨症

古今医诗

本草权度

弄丸心法

医林绳墨

医学碎金

医学粹精

医宗备要

医宗宝镜

医宗撮精

医经小学

医垒元戎

证治要义

松崖医径

扁鹊心书

素仙简要

慎斋遗书

折肱漫录

济众新编

丹溪心法附余

方氏脉症正宗

世医通变要法

医林绳墨大全

医林纂要探源

普济内外全书

医方一盘珠全集

医林口谱六治秘书

识病捷法

温　病

伤暑论

温证指归

瘟疫发源

医寄伏阴论

温热论笺正

温热病指南集

寒瘟条辨摘要

内　科

医镜

内科摘录

证因通考

解围元薮

燥气总论

医法征验录

医略十三篇

琅嬛青囊要

医林类证集要

林氏活人录汇编

罗太无口授三法

芷园素社痎疟论疏

女　科

广生编

仁寿镜

树蕙编

女科指掌

女科撮要

广嗣全诀

广嗣要语

广嗣须知

孕育玄机

妇科玉尺

妇科百辨

妇科良方

妇科备考

妇科宝案

妇科指归

求嗣指源

坤元是保

坤中之要

祈嗣真诠

种子心法

济阴近编

济阴宝筏

秘传女科

V

秘珍济阴　　　　　　　　外科真诠

黄氏女科　　　　　　　　枕藏外科

女科万金方　　　　　　　外科明隐集

彤园妇人科　　　　　　　外科集验方

女科百效全书　　　　　　外证医案汇编

叶氏女科证治　　　　　　外科百效全书

妇科秘兰全书　　　　　　外科活人定本

宋氏女科撮要　　　　　　外科秘授著要

茅氏女科秘方　　　　　　疮疡经验全书

节斋公胎产医案　　　　　外科心法真验指掌

秘传内府经验女科　　　　片石居疡科治法辑要

儿　科　　　　　　　　伤　科

婴儿论　　　　　　　　　正骨范

幼科折衷　　　　　　　　接骨全书

幼科指归　　　　　　　　跌打大全

全幼心鉴　　　　　　　　全身骨图考正

保婴全方　　　　　　　　伤科方书六种

保婴撮要

活幼口议　　　　　　　　## 眼　科

活幼心书

小儿病源方论　　　　　　目经大成

幼科医学指南　　　　　　目科捷径

痘疹活幼心法　　　　　　眼科启明

新刻幼科百效全书　　　　眼科要旨

补要袖珍小儿方论　　　　眼科阐微

儿科推拿摘要辨症指南　　眼科集成

外　科　　　　　　　　眼科纂要

　　　　　　　　　　　　银海指南

大河外科　　　　　　　　明目神验方

　　　　　　　　　　　　银海精微补

医理折衷目科　　　　北行日记

证治准绳眼科　　　　李翁医记

鸿飞集论眼科　　　　两都医案

眼科开光易简秘本　　医案梦记

眼科正宗原机启微　　医源经旨

咽喉口齿

　　　　　　　　　　沈氏医案

咽喉论　　　　　　　易氏医按

咽喉秘集　　　　　　高氏医案

喉科心法　　　　　　温氏医案

喉科杓指　　　　　　鲁峰医案

喉科枕秘　　　　　　赖氏脉案

喉科秘钥　　　　　　瞻山医案

咽喉经验秘传　　　　旧德堂医案

　　　　　　　　　　医论三十篇

养　　生

　　　　　　　　　　医学穷源集

易筋经　　　　　　　吴门治验录

山居四要　　　　　　沈芊绿医案

寿世新编　　　　　　诊余举隅录

厚生训纂　　　　　　得心集医案

修龄要指　　　　　　程原仲医案

香奁润色　　　　　　心太平轩医案

养生四要　　　　　　东皋草堂医案

养生类纂　　　　　　冰壑老人医案

神仙服饵　　　　　　芷园臆草存案

尊生要旨　　　　　　陆氏三世医验

黄庭内景五脏六腑补泻图　罗谦甫治验案

医案医话医论

　　　　　　　　　　临证医案笔记

纪恩录　　　　　　　丁授堂先生医案

胃气论　　　　　　　张梦庐先生医案

养性轩临证医案
养新堂医论读本
祝茹穹先生医印
谦益斋外科医案
太医局诸科程文格
古今医家经论汇编
莲斋医意立斋案疏

医　史

医学读书志
医学读书附志

综　合

元汇医镜
平法寓言
寿芝医略
杏苑生春
医林正印
医法青篇
医学五则
医学汇函
医学集成

医学辩害
医经允中
医钞类编
证治合参
宝命真诠
活人心法（刘以仁）
家藏蒙筌
心印绀珠经
雪潭居医约
嵩厓尊生书
医书汇参辑成
罗氏会约医镜
罗浩医书二种
景岳全书发挥
新刊医学集成
寿身小补家藏
胡文焕医书三种
铁如意轩医书四种
脉药联珠药性食物考
汉阳叶氏丛刻医集二种